운동으로 통풍 이겨내기

오재근 지음

BIO BIOSCIENCE (주)바이오사이언스출판

오재근

한국체육대학교 운동건강관리학과 교수이며, 대한스포츠한의학회 명예회장, 아시아배구연맹 의무위원장, 대한배구협회 의무위원, 대학골프연맹 의무위원장이다. 경희대학교 한의과대학 및 동대학원을 졸업하고(한의학박사), 고려대학교 체육대학원을 졸업하였다(이학박사). 대한스포츠한의학회 회장, 방콕아시안게임 한국선수단 주치의, 대한체육회 의무분과위원을 역임하였다.
저서로는 『운동 동의보감』이 있으며, 공저서로는 『스포츠의학』, 『스포츠한의학개론』, 『근막통증증후군』, 『암환자 운동치료법』, 『체육인체해부학』, 『운동생화학』 등이 있으며, 역서로는 『근육 불균형의 평가와 치료』, 『마스터 웨이트 트레이닝』, 『스트레칭 아나토미』, 『보디웨이트 트레이닝 아나토미』, 『골프 아나토미』, 『수영 아나토미』, 『무술 아나토미』, 『축구 아나토미』, 『사이클링 아나토미』, 『달리기 아나토미』, 『댄스 아나토미』, 『필라테스 아나토미』, 『요가 아나토미』, 『요가 피지올로지』 등이 있다.

운동으로 통풍 이겨내기

인쇄일: 2025년 3월 20일
발행일: 2025년 3월 25일
지은이: 오재근
발행인: 문정구
발행처: (주)바이오사이언스출판
본 사: 10860 경기도 파주시 탄현면 국화향길 10-56, 1동
서울사무소: 06569 서울특별시 서초구 도구로 115, 3층(방배동)
전 화: (02)581-4057~8
팩 스: (02)581-4059
이메일: biosciencepub11@hanmail.net
홈페이지: http://www.biobooks.co.kr
등록번호: 제22-3079호
ISBN: 978-89-6824-174-1 (03510)
값 16,000원

BIOSCIENCE
(주)바이오사이언스출판
http://www.biobooks.co.kr

서 문

저는 40대 중반 어느 날 아침에 잠을 깨면서 처음 통풍 발작(gout attack)이란 것을 경험했습니다. 거의 매일 회식으로 과음과 과식을 했는데 그 날도 전날 저녁에 먹은 술이 채 깨지도 않았던 상태였습니다. 갑자기 침대에서 일어나려는데 발목이 통증 때문에 움직일 수가 없었습니다. 술에 취해 기억은 안 나지만 어디선가 넘어져서 그런 것이라고 생각했습니다. 하지만 시간이 지날수록 통증과 붓기는 더 심해져 갔고 마침내 설 수도 없고 누워 있어도 아파서 이러지도 저러지도 못 하고 있었습니다. 하루 종일 이런 방법 저런 방법으로 끙끙대고 있다가 다음 날 병원을 갔는데 의사 선생님이 통풍이라고 진단하고 약을 처방해 주었습니다. 그런데 신기하게도 약을 먹었더니 금방 아무 일 없었다는 듯이 괜찮아졌습니다.

인간이 간사하여 통증이 없어지니 언제 그랬냐는 듯이 또다시 술을 마시고 과식을 했습니다. 처음 통풍 발작 이후로도 매년 한두 번 또는 2, 3년에 한 번 정도 발작을 했지만 정도에 따라 약만 좀 더 먹으면 괜찮아졌고 좋아하던 술도 끊었으니 별일 없겠지 하며 대수롭지 않게 생각했습니다. 그러다 연구 교수로 1년 동안 미국을 가게 되었는데 도착한 후로 기름지고 칼로리 높은 음식을 계속 먹었더니 술을 안 마셨는데도 통증 발작이 생겼습니다. 그런데 문제는 이 발작이 약을 먹고 음식을 조심해도 소용없고 기간도 한 달 이상 지속되었다는 것입니다. 좀 나아져 가던 어느 날 통풍에 대한 정확한 지식을 얻고자 논문을 뒤지던 중 제가 알고 있던 지식들 가운데 많은 부분들이 잘못된 정보라는 것을 논문들을 통해 알게 되었습니다. 특히 운동을 가르치고 연구하는 전문가인 저도 운동에 대한 정확한 정보도 없이 막무가내로 운동하고 있다는 것을 알고 부끄러워졌습니다.

그때 저의 발작이 오랫동안 지속된 이유는 고칼로리 음식 탓도 있었지만 과도한 근력운동과 운동 후에 늘 반복했던 건식 사우나 때문이었습니다. 제가 살던 지역은 겨울이 우기라 겨울 내내 계속 비가 와서 실내 스포츠 클럽에서 한국에서는 못했던 중년의 몸만들기를 위한 근력운동을 거의 매일 했습니다. 웨이트 운동 후에는 몸도 따뜻하게 하며 체중도 줄여 보겠다고 바로 사우나로 들어가 땀을 흘렸습니다. 결국 관절에 무리를 주는 과도한 운동 프로그램과 과도한 땀 배출로 인한 혈중 요산 농도의 상승이 통풍을 지속시키는 원인이 되었던 것입니다.

제가 책을 써야겠다고 생각한 것은 그 후에 어느 목사님의 상담을 받게 되면서입니다. 목사님은 사역자시라 과음, 과식을 안 하는 것은 물론 절제되고 규칙적인 생활로 운동도 열심히 하시는데도 계속 재발하여 고통을 겪고 있었습니다. 그 목사님과 통풍 발작의 원인과 관리 방법에 대해 장시간 얘기를 나누면서 많은 것을 알게 되었는데, 제가 알게 된 지식을 다른 사람들에게도 알려줬으면

하는 열망이 생겼습니다. 그래서 여러 논문과 책을 읽고 정리하여 저와 목사님에게 적용한 내용들을 한 권의 책으로 펴내게 되었습니다. 그래서 이 책은 무엇보다도 통풍을 가지고 있는 분들이 적용할 수 있는 운동에 대한 실용서적이라고 할 수 있겠습니다. 제가 정리하긴 했습니다만 책을 시작할 때부터 완성하기까지 함께 해 주신 하나님께 감사드립니다.

2025년 2월

오재근

차 례

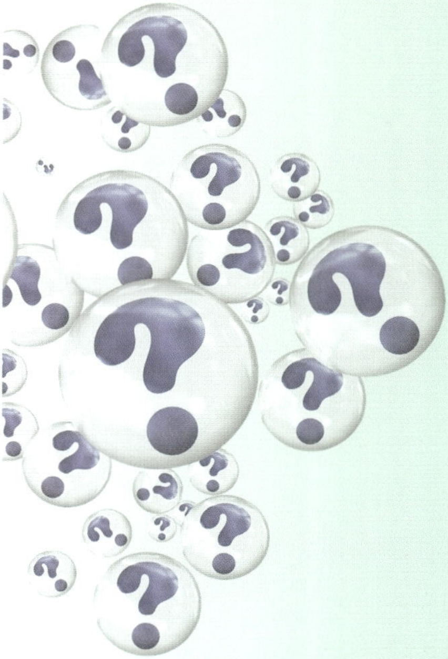

01

통풍은 왜 생기나?

다른 질병도 그렇겠지만 통풍도 제대로 알고 대처해야만 완전하게 치료할 수 있습니다. 통풍이란 병의 실체가 무엇인지 알아야 통풍의 시작을 막을 수도 있고, 증상이 진행되지 않게 할 수도 있고, 악화되어 심각한 합병증으로 치료가 어려운 상황이 되지 않게도 할 수 있기 때문입니다. 즉, 통풍의 예방과 치료와 회복은 통풍을 제대로 아는 데서 시작됩니다.

1. 통풍은 왜 생기나?

1) 통풍 발생의 시대적 배경

통풍(痛風, gout)은 고대 이집트의 미라에서도 그 흔적을 찾아볼 수 있고 그리스 시대부터 기록에 남아 있을 정도로 역사가 깊은 질병입니다만, 그래도 통풍은 옛날에는 흔치 않던 질병이었습니다. 먹거리도 별로 없었지만(sparse diet) 수명이 짧아 통풍이 생기기 전에 대부분 사망했기 때문이었습니다. 그러다가 요즘에 와서 통풍 발생이 많아진 이유는 역시 **식사 방법과 생활습관의 변화, 그리고 늘어난 수명** 때문입니다.

옛날에 비해 양을 많이 먹는 것이 안 좋기도 하지만 기름지고 칼로리가 높은 인스턴트식품은 물론이고 육류나 어류 위주의 식사와 술이 가장 큰 문제입니다. 이런 식품들에는 통풍의 원인이 되는 **퓨린(purine)**이라는 질소 화합물의 함량이 높아 요산 생성이 많아집니다. 게다가 현대화되고 자동화된 일상생활의 결과로 인해 줄어든 활동량과 운동량, 좌식생활(more sedentary) 또한 몸의 대사 능력을 떨어뜨려 통풍을 가져오는 큰 원인이 됩니다. 그래서 통풍이 흔치 않던 그 옛날에도 잘 먹지만 움직이지는 않던 왕이나 귀족들이 유독 많이 걸려서 통풍은 '왕의 질병' 또는 '질병의 왕'이라는 달갑지 않은 별명을 가지게 되었습니다. 물론 통증의 정도도 황제급입니다.

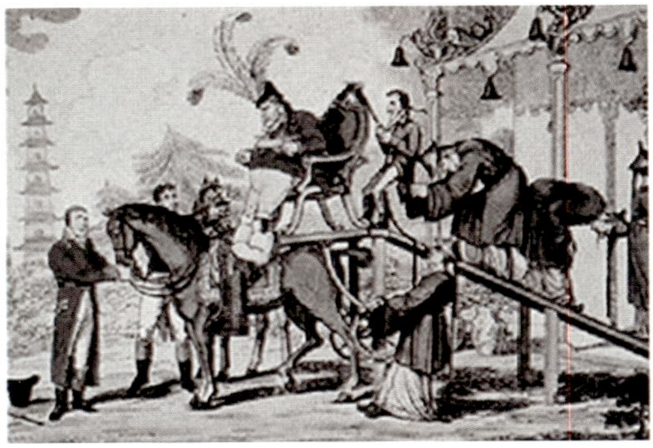

그림 1-1 통풍을 앓고 있는 왕이 말을 타는 모습

출처: George Nuki, Peter A Simkin (2006). A concise history of gout and hyperuricemia and their treatment. Arthritis Research & Therapy, 8(Suppl 1):S1-4.

통풍의 의학적 용어 'gout'는 라틴어로 '한 방울'이라는 뜻을 가진 'gutta'에서 비롯되었습니다. 핏속에 있는 나쁜 물질 한 방울이 관절 부위에 떨어져서 생기는 병이라는 의미입니다. 한자로는 '아플 통'(痛)에 '바람 풍'(風)자를 써서 통풍(痛風)이라고 부릅니다. 말 그대로 통풍 증상이 나타나면 바람이 불어 스치기만 해도 아파서, 옛날부터 한의학에서는 '백호역절풍(白虎歷節風)'이라 하여 호랑이가 깨문 듯 몸의 마디가 아픈 병이라고도 불립니다. 또 다른 의미로는 통풍 증상이 바람처럼 급격히 나타났다가 바람처럼 감쪽같이 사라진다는 의미도 있습니다.

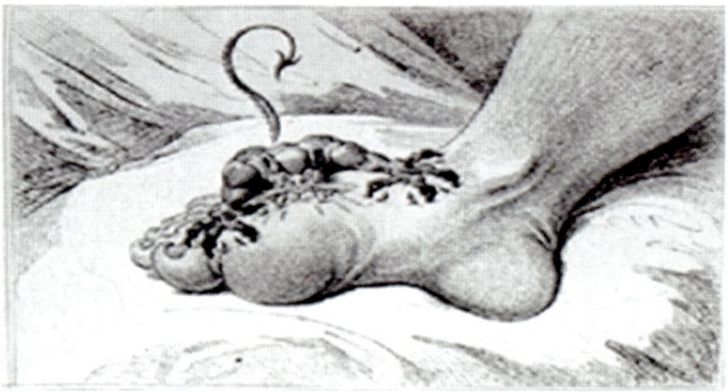

그림 1-2 통풍의 극심한 통증을 묘사한 그림

출처: George Nuki, Peter A Simkin (2006). A concise history of gout and hyperuricemia and their treatment. Arthritis Research & Therapy, 8(Suppl 1):S1-4.

2) 선진국과 우리나라의 통풍 발생률

1세기 전에만 해도 쌀과 채소가 주식이었던 아시아 나라들과 육류와 해산물, 맥주를 즐겨마시던 유럽 나라들 간의 통풍 발병률에는 꽤 큰 격차가 있었습니다. 하지만 최근 들어 우리나라를 비롯한 아시아에도 서구화된 식사와 생활방식이 보편화되면서 발병률과 빈도가 비슷해져 가고 있습니다. 선진국을 대상으로 할 때, 체코의 일부지역(0.3%)과 전화로 설문조사를 시행했던 프랑스(1.4%)와 이탈리아(0.9%)를 제외하고 영국과 스페인 3.2%, 그리스 4.7%, 캐나다 3%, 미국 3.9% 등 모두 3% 안팎의 유병률을 나타내고 있습니다. 오세아니아 지역을 볼 때, 호주 1.44%, 뉴질랜드 6%이며, 홍콩의 경우 5.1%(45세 이상), 싱가포르 4.1%(45세 이상), 대만의 경우 4.92%의 유병률을 보이고 있습니다. 남:여 성비는 대부분 3~4:1로 남성이 월등히 높았습니다(Kuo 등, 2015).

우리나라의 경우, 통풍 유병률이 최근 급격히 증가하고 있습니다. 2002년 0.39%, 2008년 0.40%에서 2015년을 기준으로 통풍 유병률은 약 2.0%에 도달하여 5배 이상 증가하였으며, 이러한 증가 추세는 최근에도 이어지고 있습니다. 2010년부터 2017년까지 국민건강보험 데이터를 바탕으로 국내 통풍 환자를 분석한 결과를 살펴보면, 통풍 환자의 연간 유병률은 2010년 10만 명당 2,433명에서 2017년 3,917명으로 1.6배 증가한 것으로 나타났습니다. 성별로는 남성 환자가 여성의 9배 정도로 많았습니다. 이 중에서 통풍 발작과 같은 극심한 통증으로 응급실을 방문한 환자 수는 2010년 10만 명당 6.28명에서 2017년 21명으로 3.3배 증가했습니다. 이는 같은 기간 동안 통풍 환자의 외래치료 증가율 1.7배, 입원치료 증가율 1.3배에 비해 월등히 높은 수치였습니다. 연령별로는 30대가 4.5배, 40대가 3.6배로 가장 많이 증가해 30~40대 젊은 통풍 환자의 응급실 이용이 계속 늘고 있는 것으로 나타났습니다.

특히 우리나라의 통풍 유병률과 발생률 조사 결과에서 다른 나라들과 비교되는 특징은 20~30대의 젊은 연령에서 발생률 증가 정도가 고령에서보다 높게 나타난다는 점입니다. 다시 말하자면, **우리나라의 20~30대에서 새로운 통풍 환자가 더 빠르게, 더 많이 발생하고 있다**는 것입니다(Kyeong Min Son 등, 2022).

3) 통풍 발생의 원인

통풍의 원인은 아직 명확하지 않습니다만 유전, 호르몬, 대사, 식이, 약물 등의 원인들이 조합하여 나타나는 복합적인 요인들에 의해 발생하게 됩니다. 기름진 음식이나 술 외에도 통풍의 가족력이 있을수록, 나이가 들수록, 비만할수록 통풍 발작의 고위험요인과 관련이 있습니다. 40세 이전에 발생한 통풍과 40세 이후에 발생한 통풍의 특징을 비교한 연구에서는 **40세 이전에 발생한 통풍이 음주나 생활습관과 더 연관이 많음**을 보고하고 있습니다. 또한 **젊은 나이에 통풍이 생기는 가장 중요한 위험 요소가 비만**이라는 것이 밝혀지기도 했습니다(DeMarco 등, 2011).

통풍은 중세까지는 남자들의 병으로 알려져 왔습니다. 왜냐하면 여성의 경우 에스트로겐호르몬이 신장에서 요산 배출을 촉진시켜 주기 때문인데, 최근 들어 여성들, 특히 폐경기 이후 갱년기 여성들의 통풍 발병률이 증가하고 있어 중년 이후의 조기 폐경 여성이라면 요산 관리에 신경을 써야 합니다(Niki & Simkin, 2006). 여성들의 통풍 발병 연령은 남성들에 비해 10년 정도 더 많으며, 음주보다는 고혈압과 신장기능부전으로 인한 원인이 더 높습니다(Jansen 등, 2010).

실은 인간이 두 발로 직립보행을 하기 때문에 생긴 질병 중의 하나가 통풍입니다. 지구상에 존재하는 거의 모든 포유동물은 우리카아제(uricase; urate oxidase)라는 효소(enzyme)를 생성합니다. 이 효소의 기능은 체내에서 생성되거나 음식물 내에 들어 있는 퓨린(purine)이라고 하는 화학물질(chemicals)의 대사과정에서 생긴 최종 부산물(by-product)인 요산(uric acid)을 알란토인(allantoin)으로 분해시켜 주는 것입니다. 바로 이 퓨린과 요산이 통풍을 생기게 하는 원인이 되기 때문에 우리카아제는 통풍 자체를 발생시키지 않게 하는 역할을 합니다. 그런데 인간이 직립보행을 하는 동안 유전자의 돌연변이(genes mutation)로 인해 우리카아제 생산이 중단되었습니다. 그 결과 인체 내에서는 우리카아제가 존재하지 않게 되어 요산을 신장으로 배설시켜야 하게 되면서 통풍에 취약한 구조가 되었습니다(Niki, 2006).

4) 통풍과 요산의 관계

퓨린과 요산이 통풍의 원인이라고 했습니다만 정확하게는 요산이 직접적인 원인입니다. 그래서 의학적으로는 통풍을 '**퓨린대사의 이상으로 체내에 과잉축적된 요산이 결정화되면서 관절과 관절 주위 조직에 재발성 발작성 염증을 일으키는 질환**'이라고 정의하고 있습니다. 간단히 말하자면, 통풍은 '관절에 요산이 침착되어 발생하는 질환'입니다.

요산(尿酸)은 '소변으로 나오는 산성물질'이라는 뜻입니다. 그런데 이 요산이 나오게 되는 원인물질이 바로 퓨린입니다. 퓨린은 세포의 구성물질인 핵산(nucleic acid)의 기본 단위 중 하나입니다. 퓨린은 두 가지 공급경로를 가지고 있는데, 대부분(600mg/day)은 생체 내 합성과정이나 핵산의 분해과정을 통해 직접 생성되고(de novo synthesis), 나머지 소량(100mg/day)은 음식을 통해 섭취됩니다. 퓨린이 우리 몸에서 에너지로 쓰이기 위해서는 간에서 분해 및 합성과정을 거치게 되는데, 이때 에너지로 쓰이고 나서 몸을 나가게 되는 찌꺼기인 마지막 대사산물이 바로 요산입니다(Richards & Weinman, 1996).

요산은 정상적으로 30%는 타액, 위액, 이자액, 소장, 대장 등의 신장외 경로를 통해 배설되고 나머지 70%는 신장을 통해 몸 밖으로 배출되지만, 통풍 환자들의 경우 신장에서 걸러내지 못하고 재흡수되어 혈액 중에 요산의 농도가 비정상적으로 높은 상태가 됩니다. 참고로, 혈중 요산 농도의 정상 범위는 7.0mg/dL입니다만 혈중 요산 최대 포화 농도는 체온 37°C에서 6.8mg/dL입니다. 이 이상으로 농도가 높아진 요산이 혈액을 타고 돌다가 내려가서 중력의 영향으로 올라오지 못하고 발가락, 발등, 발목, 무릎 등의 관절, 인대, 힘줄 및 콩팥에 쌓여 요산 결정체(urate crystals)를 만들게 됩니다. 이때 인체 면역계는 이 결정체들을 침입자(invaders)로 간주하기 때문에 백혈구가 이들을 공격하게 되어 극심한 통증과 염증이 발생하게 되는 것입니다(Fauci 등, 2008).

요산 결정체가 다리 아래쪽으로 많이 생기는 이유는 중력의 영향도 있지만 기온과 체온의 영향도 크게 작용합니다. 특히 기온이 낮을수록 많이 발생하여 자다가 새벽녘에 통증을 심하게 느끼며, 신체부위는 상대적으로 체온이 낮은 발가락과 발목에 잘 생기게 되는 것입니다. 물론 만성적인 통풍이 되면 손가락, 팔꿈치, 어깨 등 신체 어디든지 통풍 결절이 생길 수 있습니다.

- 통풍을 앓았던 유명인

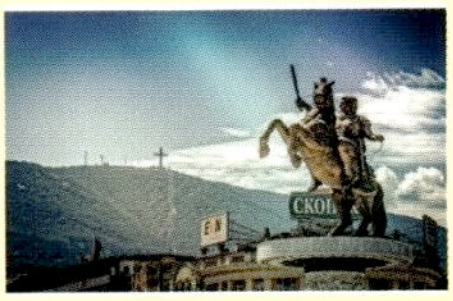	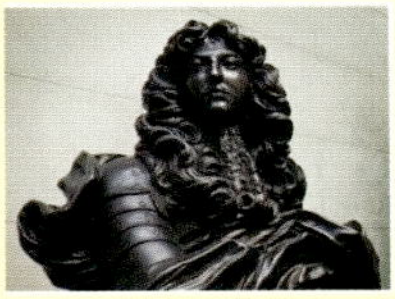
알렉산더대왕	루이14세

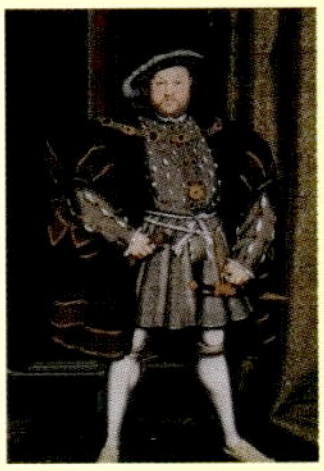	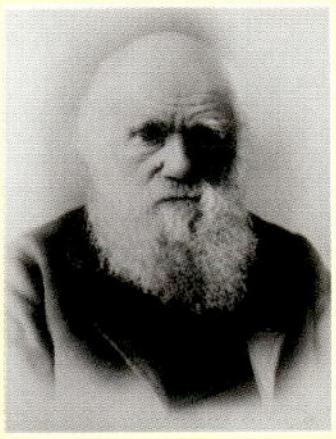	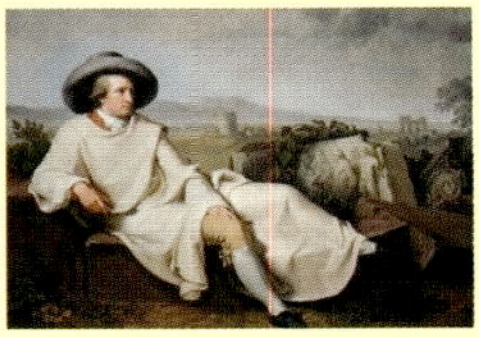
헨리8세	찰스다윈	괴테

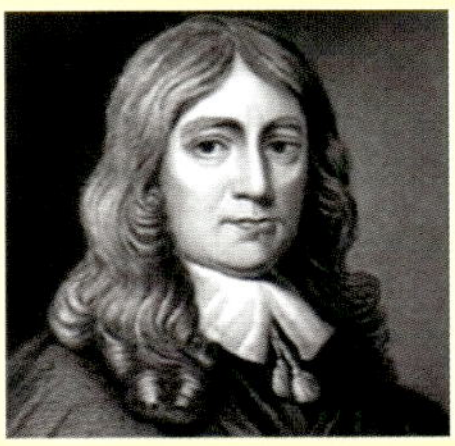	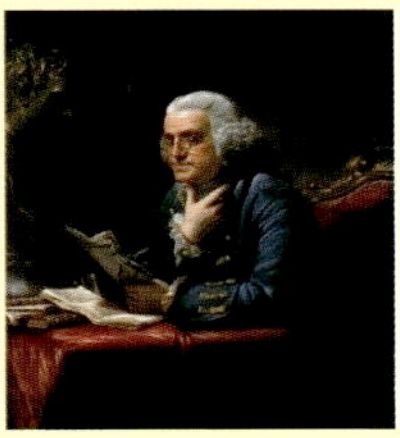
밀턴	프랭클린

출처: Pixabay 무료 사진

통풍 발생의 위험인자

- 남자
- 40세 이상 고령자
- 비만
- 가족력
- 음주 과다(특히, 맥주)
- 콩팥기능 이상
- 고혈압

한국인의 통풍 발생 특징

- 한국인은 서구인에 비하여 비만한 사람은 그렇게 많지 않다.
- 사회적인 특성이 원인(잦은 회식, 음주 문화, 기름진 음식과 인스턴트식품, 과로, 운동량 부족)
- 20~30대 젊은 나이의 통풍 환자 증가(비만이 가장 위험 요소)

20, 30대 젊은 사람의 통풍 발생 원인

– 비만
– 수면부족
– 스트레스
– 과한 운동, 또는 운동 부족
– 단백질 보충제
– 육류 섭취 과다
– 인스턴트식품 섭취 과다

참고문헌

- Kuo CF, Grainge MJ, Zhang W, Doherty M. (2015). Global epidemiology of gout: prevalence, incidence and risk factors. Nature reviews Rheumatology, 11(11):649-62.
- Kyeong Min Son et al. (2022). Trends in hospital visits and healthcare costs of gout and seropositive rheumatoid arthritis in Korea from 2010 to 2017 using National Healthcare Claims. Korean J Intern Med, 37:681-690.
- DeMarco et al. (2011). Arthritis care & research, 63(8):1108-14.
- Niki G, Simkin P (2006). A concise history of gout and hyperuricemia and their treatment. Arthritis Research & Therapy, 8(Suppl 1).
- Jansen Dirken-Heukensfeldt KJM, Teunissen TAM, van de Lisdonk EH, Lagro-Jansse ALM. (2010). Clinical features of women with gout arthritis. A systematic review. Clin Rheumatol, 29:575-82.
- Niki G (2006). Gout. Medicine, 34(10):417-423.
- Richards J, Weinman EJ. (1996). Uric acid and renal disease. J Nephrol, 9:160-6.
- Fauci AS, Braunwald E, Kasper D, Hauser SL, Longo DL, Jameson JL, et al. (2008). Harrison's principles of internal medicine. 17th ed. New York: McGraw-Hill Medical.
- Lee CH, Sung NY. (2011). The prevalence and features of Korean gout patients using the national health insurance corporation database. J Rheum Dis, 18:94–100.

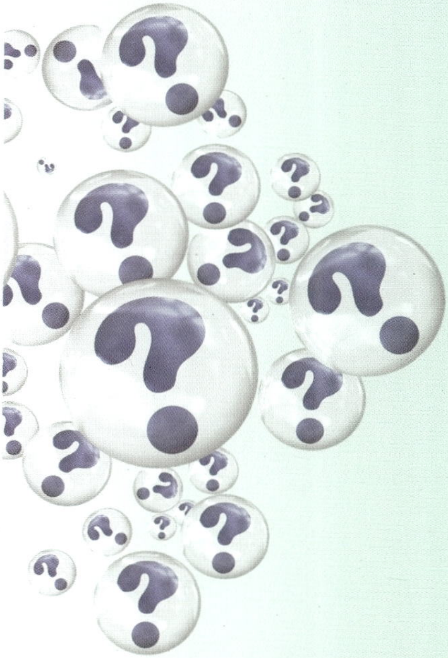

02

통풍이라는 것을 어떻게 알 수 있나?

어느 날 아침에 일어났을 때, 전날 다치거나 넘어지거나 하는 별다른 이유없이 갑자기 엄지발가락 굵은 마디나 발등 또는 발목이 아파서 걸음을 걸을 수조차 없다면 통풍을 의심해 봐야 합니다. 통풍은 손을 대기도 힘들 정도로 참을 수 없이 아프면서 붓고 벌게지고 열이 나는 증상이 갑자기 발생하는 것으로 시작됩니다.

2. 통풍이라는 것을 어떻게 알 수 있나?

평상시 통풍이라는 것을 가장 잘 알 수 있는 때는 엄지발가락이나 발목에 갑자기 정상적인 보행이 힘들 정도로 격렬한 통증이 발생하면서 붓고 벌게지는 순간입니다. 하지만 발가락 관절질환(Bunion, hallux valgus)이나 모톤신경종(Morton's neuroma)처럼 굳이 통풍이 아니더라도 발가락이나 발목에 갑작스런 통증을 유발하는 질환들도 많기 때문에 반드시 정확한 진단을 받고 치료를 시작하는 것이 중요합니다.

가장 정확한 진단 방법(gold standard)은 아프고 부은 관절이나 주위 연부조직 또는 결절 부위로부터 뽑은 윤활액이나 채취한 조직에서 바늘 모양으로 생긴 요산 결정을 편광 현미경으로 확인하는 것입니다. 하지만 칼슘 결정이나 지방 결정도 요산 결정과 비슷할뿐더러 윤활액을 뽑은 후 늦게 검사하면 결정이 윤활액에 녹아 현미경상에서 보이지 않는 경우도 흔히 일어나기 때문에 확인이 잘 안 될 수도 있으며, 더욱이 일반인들이 쉽게 활용할 수 있는 방법은 아닙니다(Malik 등, 2009).

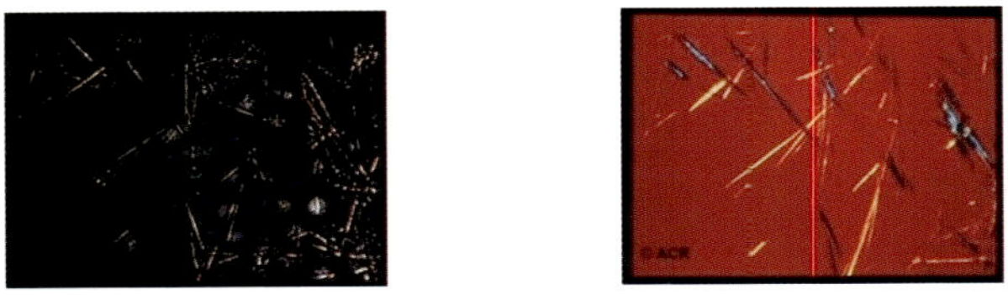

A B

그림 2-1 광학현미경으로 본 요산 결정(A)과 편광현미경으로 본 요산 결정(B)

출처: 송정수(2016). 통풍 쉽게 진단하고 치료할 수 있다. 대한내과학회 춘계학술대회, 87−100.

바늘로 관절을 찔러 아프고 활액의 양도 적고 확인하기도 힘든 현미경 분석을 대신해서 최근에는 CT처럼 영상촬영에 의한 진단방법이 활용되고 있습니다. 특히 이중에너지 전산화 단층촬영(Dual energy CT, DECT)은 1회 촬영이라 간단하고 컬러로 3차원으로 영상화할 수 있어서 통풍 진단뿐만 아니라 통풍 결절의 부피도 구할 수 있는 편리한 검사 방법입니다.

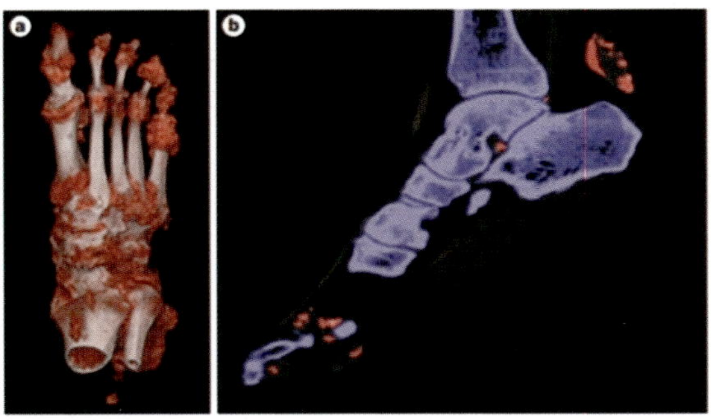

그림 2-2 통풍 환자의 이중 에너지 전산화단층촬영(Dual energy CT, DECT) 사진

출처: Terkeltaub, R. (2010). Update on gout: new therapeutic strategies and options. Nat. Rev. Rheumatol., 6:30-38.

초음파 검사 또한 통풍 검사에 많이 활용되는 진단 방법입니다. 특히 무증상이더라도 고요산혈증인 환자에게 요산강하제를 투여할 것인지 결정하기 위해 활막 비후와 요산 결정을 확인하는 데 유용합니다. 그 중에서도 파워도플러는 혈류의 흐름을 다양한 컬러 색상으로 변환하여 보여주는 초음파 검사장비입니다. 최근 통풍 기준에 의하여 초음파와 이중에너지 CT를 이용하면 관절 천자 없이도 진단이 가능합니다.

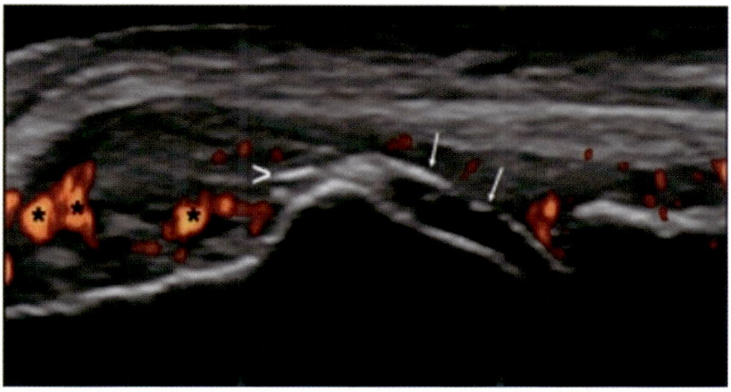

그림 2-3 통풍 발작이 발생한 엄지발가락 중족지관절의 초음파(Power Doppler) 사진: 중족골두 바깥쪽 연골면 주변과 관절 활액 안쪽(↓표)에 형성된 요산염 결정체들(>표)에 의해 심한 염증(*표)이 발생하고 있다.

출처: W. Grassi, R. De Angelis (2011). Clinical features of gout. Reumatismo, 63(4):238-245.

그동안 통풍을 진단하고 분류하기 위한 기준은 여러 나라에서 여러 기준이 발표되어 사용해 왔습니다만 정확도가 낮아 대부분은 널리 활용되지 못했습니다. 그래서 2015년에 미국류마티스학회(American College of Rheumatology, ACR)와 유럽류마티스학회(European League Against Rheumatism, EULAR)에서 공동으로 발표한 새로운 통풍 진단 분류 기준이 최근에는 통풍의 진단에 크게 도움을 주고 있습니다(Neogi 등, 2015).

이 진단 분류 기준은 크게 임상적 기준과 검사실 기준, 영상적 기준의 3가지 기준으로 점수를 합산하여 총점 23점 중 8점 이상이면 통풍으로 진단하는 방법으로, 민감도가 90.2%, 특이도는 90.0%라는 높은 진단율을 나타내고 있다는 연구 결과도 발표되었습니다(Louthrenoo 등, 2017). 물론 이 기준으로 분류하려면 증상에 대한 의사의 면밀한 진료와 여러 가지 검사들이 필요해서 일반인들이 적용하기는 쉽지 않습니다. 하지만 이 기준을 따르더라도 i) 엄지발가락 안쪽의 가장 튀어나온 부분인 중족지관절(1st metatarsaophalangeal[MTP] joint)의 통증과 부종과 벌게짐으로 인해 ii) 보행이 어려운 증상이 처음 발생하였거나 또는 재발되었거나 iii) 혈청 요산 농도가 6.0mg/dL 이상이라는 정도만으로도 충분히 통풍이라는 것을 진단할 수도 있겠습니다.

2015년 미국(ACR) & 유럽(EULAR) 통풍 진단분류기준			
	기준 (criteria)	범주 (categories)	점수 (score)
임상적 기준	관절침범의 양상	발목 또는 발등	1
		엄지발가락의 제1 중족지절관절	2
	통풍의 전형적인 임상적 특징들: 1) 관절위 피부 발적 2) 침범 관절의 심한 압통 3) 보행장애	1가지	1
		2가지	2
		3가지	3
	통풍 발작의 시간-경과: · 24 시간 이내의 최대치 통증 · 14일 이내 회복 · 통풍 발작과 발작 사이에 완벽한 회복	한번의 전형적인 통풍 발작	1
		재발성의 전형적인 통풍 발작	2
	통풍 결절의 임상적 증거	존재	4
검사실 기준	혈청 요산 농도(mg/dL)	4 이하	-4
		6에서 8 이하	2
		8에서 10 이하	3
		10 이상	4
영상의학 기준	증상이 있는 관절과 관절낭의 활액 분석	요산염 결정체가 없음	-2
	요산 축적의 영상의학적 증거	있음(관절초음파 DCS 또는 DECT)	4
	통풍과 관련된 관절손상의 영상의학적 증거	있음(통풍성 뼈 미란, 통풍 결절)	4
		합계	23

23점 만점에 8점 이상이면 통풍으로 진단

DCS: double-contour sign(이중-윤곽 징후), DECT: dual energy CT(이중에너지 전산화단층촬영)

Table 1. 2015 The ACR/EULAR gout classification criteria

	Criteria	Categories	Score
Clinical	Pattern of joint/bursa involvement during symptomatic episode(s) ever	Ankle or midfoot	1
		Involvement of the first metatarsophalangeal joint	2
	Characteristics of symptomatic episode(s) ever		
	1) Erythema overlying affected joint	One characteristic	1
	2) Can't bear touch or pressure to affected joint	Two characteristics	2
	3) Great difficulty with walking or inability to use affected joint	Three characteristics	3
	Time course of episode(s) ever	One typical episode	1
	· Time to maximal pain < 24h · Resolution of symptoms in≤ 14days · Complete resolution(to baseline level) between symptomatic episodes	Recurrent typical episodes	2
	Clinical evidence of tophus	Present	4
Laboratory	Serum urate: Measured by the uricase method(mg/dL)	< 4	-4
		6 to< 8	2
		8 to< 10	3
		≥10	4
	Synovial fluid analysis of a symptomatic (ever) joint or bursa	Monosodium urate crystal negative	-2
Imaging	Imaging evidence of urate deposition in symptomatic (ever) joint or bursa: ultrasound evidence of double-contour sign or DECT demonstrating urate deposition	Present (either modality)	4
	Imaging evidence of gout-related joint damage: conventional radiography of the hands or feet shows at least one erosion	Present	4
Total			23

A threshold score of≥8 classifies an individual as having gout.
ACR, American College of Rheumatology; EULAR, European League Against Rheumatism; DECT, dual energy computed tomography.

급성 통풍 진단 요점

- 엄지발가락이나 발목 주변에 심한 통증이 있다.
- 통증 부위가 벌게지면서 붓는다.
- 발을 움직이기도 힘들고, 통증 때문에 걷기가 어렵다.
- 혈액 검사상 요산 농도가 6mg/dL 이상이다.

참고문헌

- Malik A, Schumacher HR, Dinnella JE, Clayburne GM. (2009). Clinical diagnostic criteria for gout: comparison with the gold standard of synovial fluid crystal analysis. J Clin Rheumatol, 15:22-24.
- Neogi T, Jansen TL, Dalbeth N, et al. (2015). gout classification criteria: an American college of rheumatology/European league against rheumatism collaborative initiative. Arthritis Rheumatol, 67:2557-2568.
- Louthrenoo W, Jatuworapruk K, Lhakum P, Pattamapaspong N. (2017). Performance of the 2015 American College of Rheumatology/European league against rheumatism gout classification criteria in Thai patients. Rheumatol Int, 37:705-711.

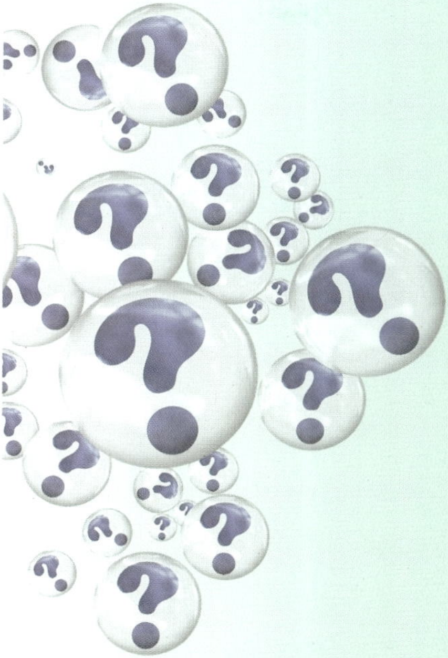

03

통풍은 어떻게 진행되나?

어릴 때 잡아야 하는 것은 호랑이만 있는 것이 아닙니다. 흰호랑이가 꽉 물었을 때처럼 아프다고 해서 '백호풍(白虎風)'으로도 불리는 통풍은 요산 수치만 높고 증상이 없을 때 관리하거나 처음으로 갑자기 통증이 발생했을 때부터 적극적으로 관리해야 합니다. 왜냐하면 합병증으로 인해 다른 질병으로 진행되거나 일찍 사망에 이르게 될 수도 있기 때문입니다.

3. 통풍은 어떻게 진행되나?

통풍의 증상은 혈액 중에 있던 요산(monosodium urate, MSU)이 관절내 활액이나 연골, 뼈, 힘줄, 윤활주머니 또는 기타 관절 부위에 과도하게 쌓여서 만들어진 요산 결정체(urate crystals)가 원인이 됩니다. 그러나 무조건 혈액 중에 요산이 많다고 해서 통풍의 증상이 나타나는 것이 아니어서 건강검진을 할 때 혈액 검사를 하거나 심한 통증이 발생해서 요산을 측정하기 전에는 모르고 있는 경우가 많습니다.

혈액 중의 요산 수치는 높지만 통풍 증상은 나타나지 않는 경우를 '**무증상 고요산혈증(asymptomatic hyperuricemia)**'이라고 하는데, 첫 번째 발작적인 통증이 나타나기까지의 기간이 길게는 10년에서 20년까지도 걸리기 때문에 증상이 없는 사람들은 검사 결과 요산 수치가 높다고 해도 별로 신경쓰지 않고 지내게 됩니다. 하지만 이 시기야말로 통풍 환자들의 인생에서 매우 중요한 시기입니다. 심각하게 받아들이고 관리해서 아무 증상도 없이 건강하게 삶을 마감하느냐, 아니면 증상도 없는데 괜찮겠지 생각하다가 극심한 통풍증상이나 합병증으로 평생 고통스런 시간을 보내거나 일찍 사망하느냐의 갈림길이 시작되는 지점이기 때문입니다.

무증상 고요산혈증이 급성과 만성의 통풍으로 발전하는 비율은 혈중 요산 농도가 높을수록 함께 높아집니다. 얼마 동안 무증상 고요산혈증이 지속되다가 엄지발가락이나 발목, 무릎에 여태껏 경험해 보지 못한 극심한 통증과 함께 벌게지면서 붓는 '**급성 통풍성 관절염(acute gouty arthritis)**'이 발생하게 됩니다.

최초 3, 4일 동안의 급성 발작(acute attack)이 지나가고 나면 '**간헐기(intercritical periods)**'에 들어가게 되는데, 처음 몇 년 동안은 증상이 가라앉는데 7일에서 14일 정도 걸립니다. 이때까지만 해도 요산 수치를 잘 관리하고 식사와 생활습관을 바꾸면 통풍의 진행을 막고 합병증을 예방할 수 있습니다만 횟수가 반복될수록 증상 기간도 한 달 이상까지 길어지고 침범하는 관절도 여러 개로 늘어나면서 결국은 만성화됩니다.

'**만성 결절성 통풍(chronic tophaceous gout)**'은 요산이 관절 주위에 쌓여 결절을 형성하게 되어 관절이 손상되고 튀어나오거나 비틀어지면서 변형이 일어납니다. 이 시기에는 통풍 자체도 심각합니다만 더 큰 문제는 합병증입니다. 적절한 요산 억제 치료(urate lowering therapy, ULT)를 받지 않으면 신장 기능 저하에 의해 만성 신장병이 발생하게 될 뿐만 아니라 뇌졸중이나 심근경색 등에 의한 사망률이 높아지게 됩니다.

지금까지 설명한 통풍의 4가지 단계를 좀 더 자세히 알아보면 다음과 같습니다.

1) 무증상이지만 요산 농도가 높은 시기(Asymptomatic hyperuricemia)

'무증상 고요산혈증'이라고 하며, 특별히 통풍과 관련된 아무런 증상이 없이 요산 수치만 높은 시기를 말합니다. 이러한 고요산혈증(hyperuricemia)은 요산의 배설이 감소하거나, 요산이 과다하게 생성되거나, 혹은 퓨린을 과도하게 섭취할 경우에 발생하게 됩니다만, 고요산혈증의 85~90%는 신장에서의 요산 배설 감소가 원인입니다.

인체는 항상성(homeostasis)을 유지하기 위해 요산의 하루 생산량과 배설량이 같도록 하려고 하는데, 고요산혈증 환자는 요산 배설의 능률(efficiency)이 떨어져 있기 때문에 효과적인 요산 배설과 항상성 유지를 위해서는 정상인 보다 높은 요산 농도가 필요하게 됩니다(Perez-Ruiz 등, 2002). 결과적으로 혈중 요산 농도가 정상인보다 2~3mg/dL 높은 상태에서 요산 생성–배설의 항상성이 유지되게 됩니다. 이러한 요산의 신장 배설 감소를 일으키는 원인들은 당뇨, 비만, 갑상선기능항진증 등의 질환과 이뇨제, 사하제, 결핵제 등의 약물 등으로 매우 다양합니다(다음 표)

표 1-1 요산 신장 배설 감소의 이차적 원인

임상 질환(Clinical disorders)
만성 신부전(어떤 원인에 의한)(Chronic renal insufficiency of any cause)
납 신장 (Lead nephropathy)
유효 혈액량 감소(체액 손실, 심부전)(Depletion of effective volume [volume loss, heart failure])
당뇨병 및 기아성 케톤산증(Diabetic and starvation ketoacidosis)
젖산산증(Lactic acidosis)
전자간증(Preeclapmpsia)
비만(Obesity)
부갑상선기능항진증(Hyperparathyroidism)
갑상선기능저하증(Hypothyroidism)
유육종증(Sarcoidosis)
만성 베릴륨병(Chronic beryllium disease)
가족성 소아 고요산혈증성 신장병(Familial juvenile hyperuricemic nephropathy)
수질성 낭포 신장질환(Medullary cystic kidney disease)
사구체낭성 신장질환(Glomerulocystic kidney disease)
식이 및 약물 유발(Diet, drug induced)
티아지드 및 루프 이뇨제(Thiazide and loop diuretics)
사이클로스포린, 타크로리무스(Cyclosporine, tacrolimus)
저용량 살리실산염(Low dose salicvlatel)
에탐부톨(Ethambutol)
레보도파(Levodopa)
메톡시플루란(Methoxytlurane)
설사약 과다 복용(Excessive use of laxatives)
염분 제한(Salt restriction)

출처: 이광훈, 이수곤 (2011). 통풍의 병태 생리. 대한내과학회지, 80(3):251-254.

고요산혈증은 검사한 혈청요산 농도가 7.0mg/dL 이상인 경우인데, 미국과 유럽에서는 무증상 고요산혈증에 대해서는 특별히 약물치료를 권장하지 않고 있습니다. 그 대신 혈청요산이 증가된 원인을 찾고 생활습관 개선을 통해 혈청 요산농도를 낮추도록 권장하고 있습니다(Khanna 등, 2012; Zhang 등, 2006). 그러나 일본에서는 고혈압이나 이상지질혈증, 허혈성 심질환, 당뇨병, 대사증후군 등과 같은 신장 또는 심혈관 질환의 위험인자가 있으면서 혈청요산 농도가 8.0mg/dL 이상이라면 요산 억제 치료(ULT)를 시작하라고 권장하고, 9.0mg/dL 이상이라면 위험인자가 없다 하더라도 신장기능장애를 예방하기 위해 약물치료를 시작하도록 더욱 적극적인 치료를 권장하고 있는데, 이것이 더 적절한 대처라고 생각됩니다(Yamanaka, 2011). 왜냐하면 고요산혈증의 원인은 병력 청취나 신체 진찰을 통해 쉽게 알 수 있을 뿐만 아니라 과거에 생각하지 못했던 기저질환의 존재를 알 수 있는 중요한 기초 단서가 될 수도 있기 때문입니다. 이를 통해서 통풍으로 발전할 수 있는 사람들에게 생활습관 개선을 통해 혈청 요산농도를 낮추도록 교육함으로써 통풍을 예방할 수 있는 중요한 계기가 될 수 있을 것입니다(송정수, 2016).

이 무증상 고요산혈증 시기로부터 통풍이 진행되어 급성 통풍발작이 생기기까지는 몇 년에서 십 년 넘게 걸리기도 합니다. 오늘날 선진국 국민의 5~30% 정도가 이 시기에 해당한다고 보고하고 있습니다. 무증상으로 요산의 농도가 높다고 모두 통풍이 되는 것은 아닙니다만 요산이 높으면 통풍으로 발전할 것이라고 일단은 의심해야 합니다. 연구(Framingham Heart Study)에 의하면, 남성의 경우 혈청 요산이 6.0에서 6.9mg/dL 사이일 때 5년 내 급성 통풍 발작 발생률이 10%이며, 8.0mg/dL 이상일 때는 48%로 증가합니다. 초기 발작이 발생한 후의 고요산혈증은 반복 발작의 위험을 증가시키는데, 1년 내 재발률은 6.0에서 6.9mg/dL 사이일 경우 30%, 8.0mg/dL 이상인 경우 70% 이상이 된다고 합니다(Bhole 등, 2010).

고요산은 정상보다 더 많은 요산을 생산하게 하는(produce more) 인체 대사 체계의 비정상으로부터 비롯되기도 합니다만 더 흔하게는 콩팥에서 요산을 제거하는 능력을 떨어뜨리는(remove less) 비정상 때문에 발생합니다. 신장은 요산을 걸러내는 데 유용한 장기이지만, 요산의 90%는 콩팥을 빠져나오기 전에 혈액 속으로 재흡수되게 됩니다. 인간은 요산의 과생산(over-producers)이나 저배출(under-excretors)의 결과로 매우 고농도가 됩니다. 이것이 통풍을 자주 발생하게 하기도 하고 통증이 심해지게 할 뿐만 아니라 관리가 더욱 어렵게 만듭니다. 통풍은 특히 관리가 매우 중요한 질병이라 관리되지 않거나 치료되지 않는 고요산은 통풍보다 훨씬 더 심각한 여러 가지 건강 문제들과 질병들을 야기합니다.

2) 급성 통풍 발작의 시기(Acute gouty arthritis or Acute attacks)

일반적으로 요산은 혈청(serum)이나 체액 및 연부조직에서 용해됩니다. 그런데 정상 체온에서 요산 포화 농도인 6.8mg/dL보다 높은 7.0mg/dL 이상의 고요산을 가진 사람들은 그 이상의 농도에서 요산이 과포화 용액(supersaturated solution) 상태로 체액 내에 존재하게 됩니다. 원래 과포화 용액은 구조가 불안정해서 작은 자극에도 고체로 바뀔 수 있게 되는데, 급성 통풍 발작은 체액이 더 이상 이런 과포화 용액을 유지할 수 없어서 어는 물에서 형성되는 얼음 결정체 같은 요산염 결정체(monosodium urate crystal)를 만들기 시작할 때 발생합니다.

이러한 결정체들은 인체의 어느 곳에서나 만들어질 수 있습니다만 급성 통풍 발작 때에는 관절 내 공간을 채우는 액체인 활액(synovial fluid)에서 진행됩니다. 그래서 오랫동안 혈중 요산 농도가 높아져서 과포화 상태가 지속되면서 만들어진 요산 결정체가 관절과 관절 주위에 침착하게 되어 통풍 발작이 발생하게 됩니다. 특히 온도가 내려갈 경우 포화농도가 급격히 떨어지기 때문에 몸의 중심부에서 멀어서 관절 내부의 온도가 중심부 체온보다 낮은 부위인 엄지발가락이나 발목 등에 통풍 발작이 잘 생기게 됩니다(이광훈, 이수곤, 2011).

좀 딱딱하고 쉽지 않은 내용입니다만 통풍 발작 과정의 이해를 위해서 설명드리자면 다음과 같습니다. 인체의 선천 면역계(innate immunity)는 이 요산 결정체가 새로 나타나는 것을 빠르게 감지하여 죽은 세포거나 감염된 것으로 생각합니다. 이에 대한 반응으로, 백혈구를 보내서 침입자들을 공격하게 합니다. 하지만 백혈구들이 침입자들을 잡아먹으려고 할 때, 크고 딱딱한 결정체가 백혈구들을 마치 풍선을 터뜨리듯 터뜨립니다. 백혈구는 죽으면서 침입자에게 진 것을 보강하기 위한 면역계를 나타내는 단백질을 방출합니다. 이때 방출된 단백질은 관절액의 산도를 증가시키는데, 이것이 요산 결정체를 더 많이 형성하기 위한 더 좋은 환경을 만들어 줍니다. 그리하여 면역계는 더 많은 백혈구를 보내서 염증이 유발되는 것에 반응합니다. 요산 결정체에 의해 더 많은 백혈구가 죽으면 방출되는 단백질이 더 늘어나게 되고 더 많은 요산 결정체가 형성됩니다. 이 악순환의 과정이 자체적으로 촉진되면서 통풍 발작의 극심한 통증을 직접 유발하는 악성의 염증반응이 생기게 됩니다(Schumacher, 2008).

전형적인 급성 통풍 발작은 관절에 갑자기 격렬한 통증이 발생해서 6시간에서 12시간 이내에 최고점에 이르게 됩니다. 통풍 발작이 생긴 관절에 통증, 부종, 발적의 증상이 나타나고, 심할 경우 발열과 오한이 나타나기도 합니다.

최초의 급성 통풍 발작은 한밤중에 한 관절에 나타나는 '급성 단관절염' 형태가 대부분입니다. 하지만 통풍이 진행될수록 자주 발생하면서 소수 관절 또는 다관절을 침범하기도 합니다. 며칠 후에 염증이 가라앉고 통증이 사라지기도 하지만 심한 경우 몇 주 동안 지속될 수도 있습니다.

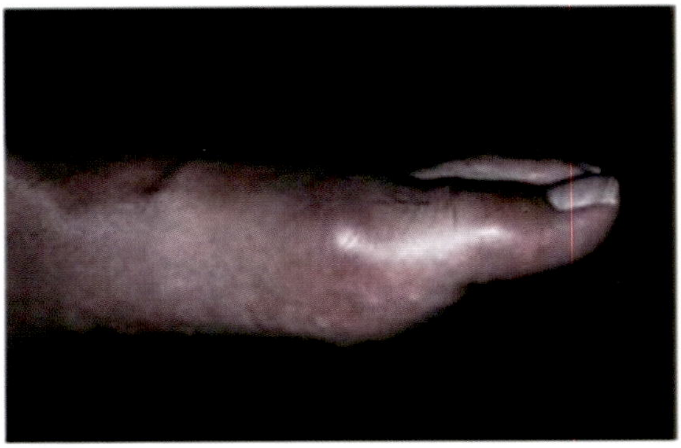

그림 3–1 엄지발가락에 발생한 전형적인 급성 통풍 발작 사진

출처: Muhammad Reagan (2022). Diagnosis and Treatment of Gout Arthritis. Open Access Indonesian Journal of Medical Reviews, 2(1):14-152.

3) 간헐적으로 통풍 발작이 발생하는 시기(Intercritical periods)

급성 통풍 발작 사이의 시기를 '간헐기' 또는 '무발작 기간'이라고 합니다. 최초의 급성 통풍 발작 후 두 번째 통풍 발작 사이의 시간 간격은 며칠에서 몇 년까지 다양합니다만 보통은 6개월에서 2년 정도의 간격이 있습니다. 요산 침착이 조용히 진행되면서 급성 통풍발작 사이의 기간 동안 환자는 대부분 무증상(asymptomatic)입니다. 그 후 혈중 요산 수치가 높을수록 통풍 발작의 횟수가 증가하게 되고, 통풍 발작이 자주 오면 올수록 아픈 기간도 길어지고 통증 정도도 심해지고 아픈 관절도 점점 늘어날뿐더러 치료도 잘 안 되어 만성 결절성 통풍이나 영구적인 관절 손상으로 발전하게 됩니다(Grassi, 2011).

한 연구 결과에 의하면, 통풍 환자의 70%는 이 간헐기에 관절에 통풍 결절이 생기는 것이 발견된다고 보고하고 있습니다. 이러한 결절은 관절 내에서 모래처럼 작용해서 동작 시마다 관절에 손상을 주게 된다고 합니다(Zhang, 2006).

급성 통풍 발작이 반복적으로 나타나는 통풍 환자에게서 볼 수 있는 통풍 결절(tophus)은 조직학적으로는 요산염 결정과 조직 파편을 둘러싸고 있는 육아종입니다. 결절은 점차 자라서 커지게 되는데, 귓바퀴처럼 체온이 낮은 부위나 엄지발가락, 발목, 아킬레스건, 무릎, 심지어 손가락처럼 몸의 중심부에서 먼 부위에 생기게 됩니다. 뿐만 아니라 몸의 어디든 생길 수 있어서 신장이나 방광 같은 내장기관은 물론 심장에 까지 생겨서 생명을 위협하기도 합니다. 결절 형성은 천천히 일어나고 통증은 약하지만 결절이 생긴 관절은 지속적으로 통증이 있고 점점 뻣뻣해져 가면서 손발의 경우 괴상한 모양으로 변형되게 됩니다. 만일 피부 근처에 결절이 생겨 부서지거나 괴사될 정도로 커지면 분필처럼 희거나 노란 결절이 새 나와서 감염이라든지 부수적인 문제들을 야기하기도 합니다(이광훈, 이수곤, 2011).

다른 연구에서는 간헐기 동안 통증을 느끼거나 불편감을 호소하는 사람들의 25%는 삶의 질이 저하된 것으로 보고하고 있습니다(Roddy 등, 2007).

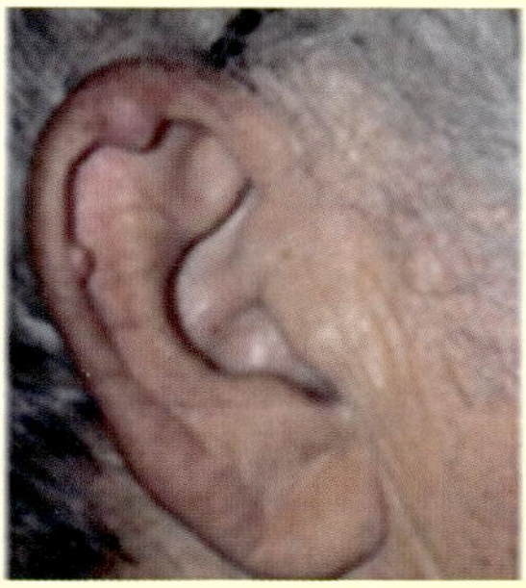	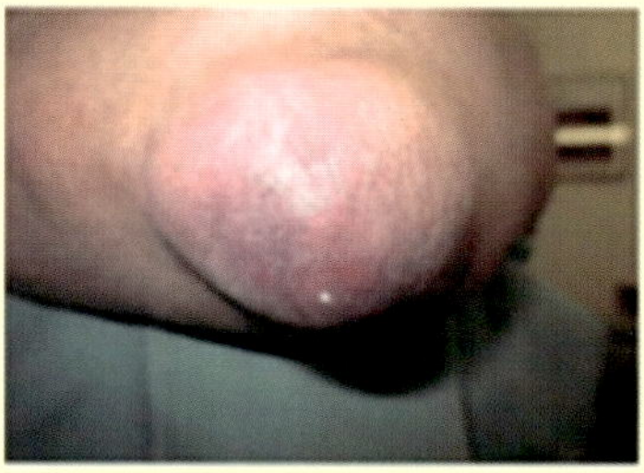
귀	팔꿈치
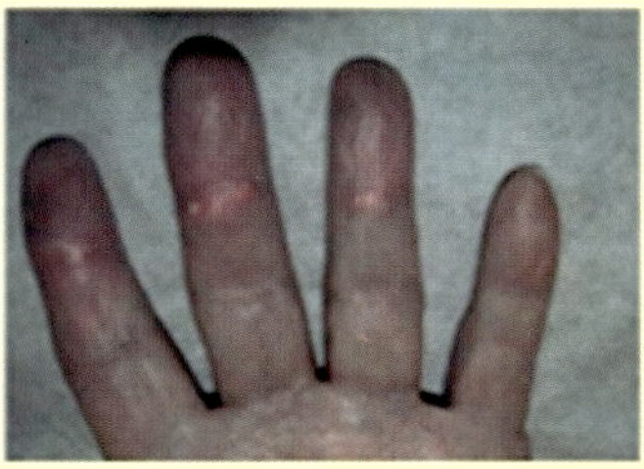	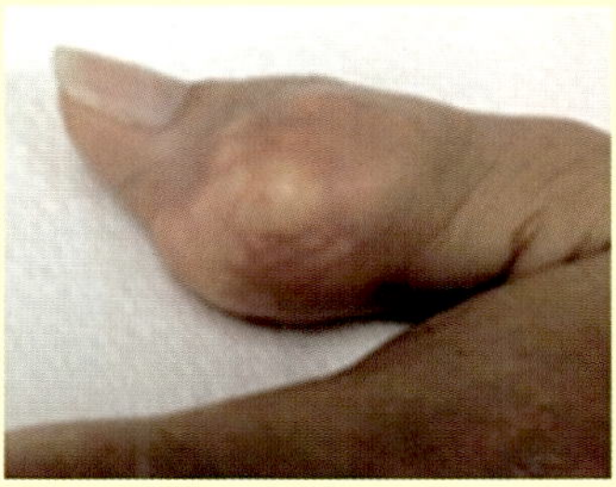
손가락	엄지손가락

그림 3-2 통풍 결절이 생긴 사진

출처: Tuhina Neogi et al. (2015). 2015 Gout Classification Criteria. ARTHRITIS & RHEUMATOLOGY, 67(10):2557–2568.

4) 악화되어 만성화로 진행되는 시기(Chronic tophaceous gout or Advanced gout)

초기 발작이 짧게 끝나더라도 급성 발작의 횟수가 반복되고 기간이 길어지면 만성 통풍으로 진행됩니다. 잦은 통풍 발작은 관절은 물론 연골, 뼈 및 다른 피하조직(cutaneous tissues)에 통풍 결절이 축적되는 것으로 발전하게 됩니다. 통풍의 처음 시작(onset)으로부터 통풍 결절이 나타나기까지의 간격(interval)은 치료하지 않았을 때 약 10년 정도입니다(Doghramji & Wortmann, 2012).

통풍 발작이 가라앉아도 요산 결정체는 관절 내에 남아 있게 되며, 급성 발작과 발작 사이에 염증은 지속되게 됩니다. 그래서 발작이나 증상이 없더라도 X-ray나 MRI 같은 방사선 검사에서는 관절 손상이나 미란(침식, erosions)이 진행된 것을 발견할 수 있습니다(Dalbeth 등, 2007). 그래서 일단 통풍 결절이 나타나면 요산 농도를 4.0에서 5.0mg/dL 정도까지 적극적으로 낮추는 것을 목표로 조절하는 것이 요산 결정체를 더 이상 생기지 않게 하고 더 빨리 용해시킬 수 있도록 촉진시켜 주는 방법입니다(Perez-Ruiz 등, 2002). 왜냐하면 만성 통풍 시기에는 관절뿐만 아니라 관절 주위에도 통풍 결절이 생기게 되어, 관절을 파괴하고 관절의 변형을 일으키기 때문입니다.

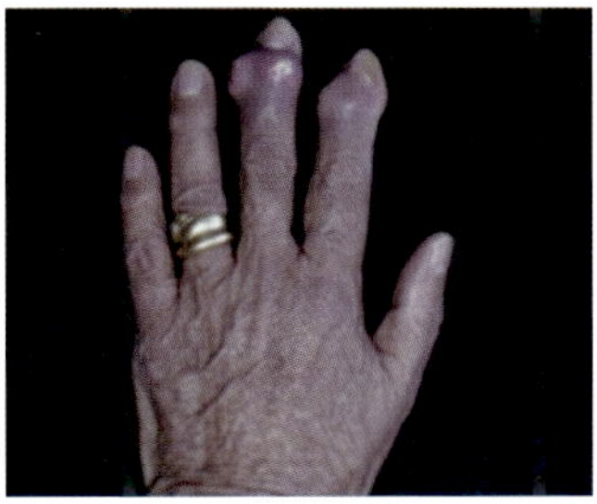

그림 3-3 만성 통풍으로 인해 손가락에 궤양성 결절이 생긴 여성의 손

출처: W. Grassi, R. De Angelis (2011). Clinical features of gout. Reumatismo, 63(4):238-245.

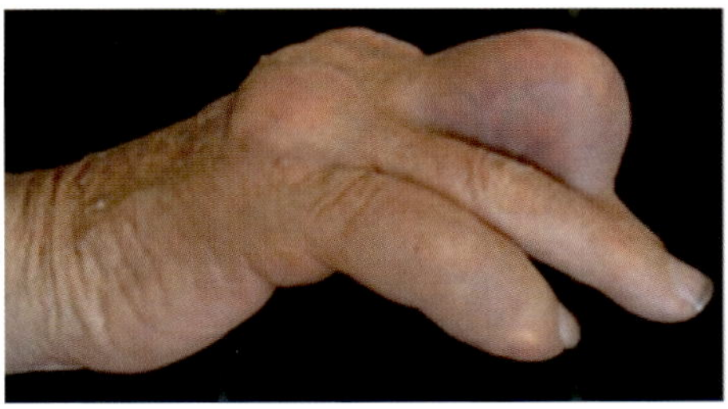

그림 3-4 넓고 큰 통풍 결절성 침착으로 인해 기능 손상이 발생한 손

출처: W. Grassi, R. De Angelis (2011). Clinical features of gout. Reumatismo, 63(4):238-245.

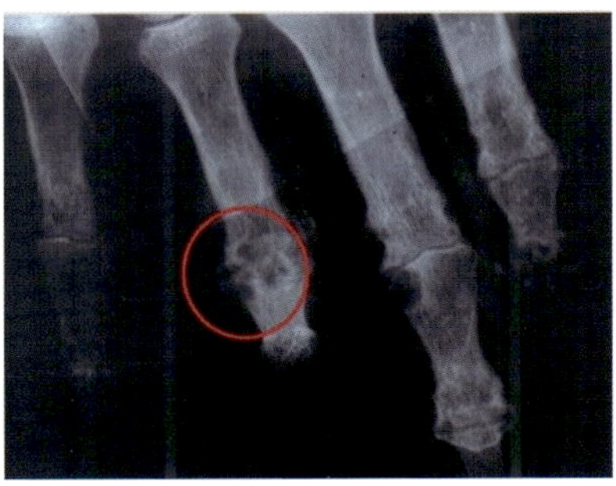

그림 3-5 관절 미란(침식)이 발생한 만성 통풍성 관절염 환자의 특징적인 방사선 사진

출처: H. Ralph Schumacher, Jr (2008). The pathologenesis of gout. Cleveland clinic journal of medicine, 75(Suppl 5):S1-5.

통풍 4단계

1단계: 무증상 고요산혈증(Asymptomatic hyperuricemia)
2단계: 급성 통풍성 관절염(Acute attacks)
3단계: 간헐기 통풍(Intercritical periods)
4단계: 만성 결절성 통풍(Chronic tophaceous gout or Advanced gout)

참고문헌

- Perez-Ruiz F, Calabozo M, Erauskin GG, Ruibal A, Herrero-Beites AM (2002). Renal underexcretion of uric acid is present in patients with apparent high urinary uric acid output. Arthritis Rheum, 47:610-613.
- 이광훈, 이수곤 (2011). 통풍의 병태 생리. 대한내과학회지, 80(3):251-254.
- Bhole V et al. (2010). Epidemiology of gout in women: Fifty-twoyear followup of a prospective cohort. Arthritis Rheum, 62(4):1069-76. PMID: 20131266.
- Khanna D et al. (2012). 2012 American College of Rheumatology guidelines for management of gout. Part 1: systematic nonpharmacologic and pharmacologic therapeutic approaches to hyperuricemia. Arthritis Care Res, 64:1431-1446.
- Zhang W et al. (2006). Part I: EULAR Standing Committee for International Clinical Studies Including Therapeutics. EULAR evidence based recommendations for gout. Part II: Management. Report of a task force of the EULAR Standing Committee for International Clinical Studies Including Therapeutics (ESCISIT). Ann Rheum Dis, 65:1301-1324.
- Yamanaka H (2011). Japanese Society of Gout and Nucleic Acid Metabolism. Japanese guideline for the management of hyper-uricemia and gout: second edition. Nucleosides Nucleotides Nucleic Acids. 30:1018-1029.

- 송정수 (2016). 통풍관리의 최신지견, 한국의학회지, 59(5):379-384.
- H. Ralph Schumacher (2008). The pathogenesis of gout. CLEVELAND CLINIC JOURNAL OF MEDICINE, 75(5):S2-4.
- W. Grassi, R. (2011). De Angelis. Reumatismo, 63(4):238-245.
- Roddy E. et al. (2007). Rheumatology. 46:1441-1444.
- Doghramji PP, Wortmann RL. (2012). Hyperuricemia and gout: new concepts in diagnosis and management. Postgrad Med. 124(6):98-109. PMID: 23322143.
- Dalbeth N, Clark B, Gregory K, Sheehan T, McQueen F. (2007). Clinical images: three-dimensional computed tomography imaging of tophaceous gout. Arthritis Rheum, 56:29
- Perez-Ruiz F, Calabozo M, Pijoan JI, Herrero-Beites AM, Ruibal A. (2002). Effect of urate-lowering therapy on the velocity of size reduction of tophi in chronic gout. Arthritis Rheum, 47:356–360.

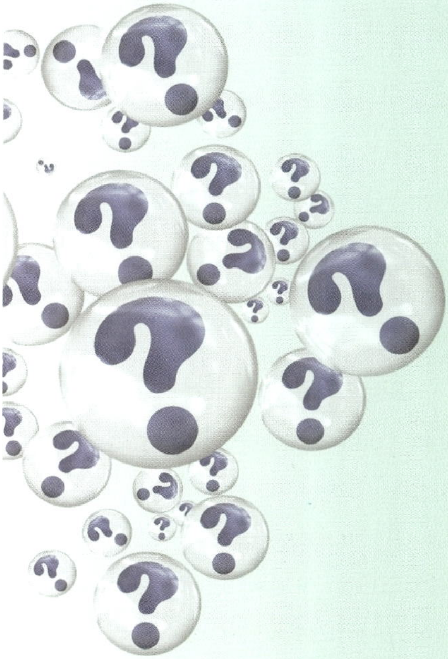

04

통풍과 관련된 주요 질환은?

통풍을 통증이 심한 일시적인 관절염 정도로 생각하는 사람들은 통풍이 가져오는 치명적인 합병증에 대해 잘 모르고 있는 경우가 대부분입니다. 하지만 최근 들어 통풍 환자들에게 생명을 위협할 수 있는 다양한 질환들이 동반되고 사망률을 증가시킨다는 것이 밝혀지고 있습니다.

4. 통풍과 관련된 주요 질환은?

통풍에는 관절 증상과 관절외 증상으로 구분할 수 있는데, 대표적인 관절외 증상이 대사증후군과 신장병입니다(송정수, 2011).

1) 대사증후군(Metabolic syndrome)

통풍의 발생이나 진행과 관련해서 가장 중요한 질환은 대사증후군(metabolic syndrome)입니다. 대사증후군은 심혈관계 질환과 당뇨병을 유발할 수 있는 대사 위험인자가 동시에 들어있는 증후군이라는 의미로, 그동안 대사증후군 X(metabolic syndrome X) 또는 심장대사증후군(cardiometabolic syndrome), 증후군 X(syndrome X), 인슐린 저항증후군(insulin resistance syndrome, IRS), 리벤증후군(Reaven's syndrome) 등으로 불려왔습니다.

대사증후군의 정의는 National Cholesterol Education Program(NCEP)의 Adult Treatment Panel(ATP) III, 국제당뇨병연맹(International Diabetes Federation, IDF) 및 세계보건기구(World Health Organization, WHO)에서 제안하고 있는데 각각의 정의에 차이가 있습니다. 국내에서는 NCEP-ATP III(Grundy 등, 2004)를 참고하여 다음의 5가지 가운데 3가지 이상에 해당하면 대사증후군으로 진단하고 있습니다. 이 진단 방법은 높은 공복 혈당, 높은 혈압,

복부 비만(허리둘레로 계산), 높은 중성지방, 낮은 HDL-cholesterol 지표를 기준으로 하되, 허리둘레만 국가 특성과 인구에 맞는 기준치를 적용하기 위해 대한비만학회에서 제시한 기준치를 따르고 있습니다(Park 등, 2017).

- ▷ 첫째, 복부 비만(허리둘레가 남자는 90cm 이상, 여자는 85cm 이상)
- ▷ 둘째, 혈청 중성지방 농도가 150mg/dL(1.7mmol/L) 이상
- ▷ 셋째, 혈청 고밀도 콜레스테롤(HDL) 농도가 남자의 경우 40mg/dL(1.03mmol/L) 미만, 여자의 경우 50mg/dL(1.29mmol/L) 미만
- ▷ 넷째, 혈압약을 복용하고 있거나 혈압이 130/85mmHg 이상
- ▷ 다섯째, 당뇨약을 복용하거나 공복 혈장 포도당 농도가 100mg/dL 이상

표 4-1 한국형 대사증후군 진단 기준표

항목	수치	건강 위험요인
허리둘레	남자 90cm 이상 여자 85cm 이상	복부 비만
혈압	130/85mmHg 이상	높은 혈압
중성지방	150mg/dL이상	고중성지방혈증
고밀도 콜레스테롤 (좋은 콜레스테롤)	남자 50mg/dL 미만 여자 40mg/dL 미만	이상지질혈증
공복혈당	100mg/dL이상	혈당 장애
5가지 중 3가지 이상 해당 시 **대사증후군 진단**		

대사증후군은 그 자체로도 고혈압, 당뇨, 심장병, 뇌졸중 등의 심각한 합병증으로 인한 사망률이 높기도 합니다만 대사증후군 환자의 75%가 통풍 환자라는 보고(Nuki, 2006)가 있을 정도로 통풍과도 밀접한 연관성을 가지고 있습니다. 그래서 최근에는 통풍을 단순히 관절에 국한된 급성 염증성 질환이 아니라 대사증후군의 구성 질환 중 하나로 생각하고 있기도 합니다. 미국에서는 통풍 환자의 63%가 대사증후군을 동반하며, 통풍 환자가 일반인에 비해 복부 비만이 될 위험이 2.55배, 고혈압은 2.63배, 고혈당은 2.14배나 높은 것으로 보고되고 있습니다(Choi 등, 2007). 특히 12년 동안 47,150명의 일반 남성을 대상으로 실시한 연구 결과에서는, 반대로 비만과 체지방 증가가 통풍의 가장 강력한 위험인자이며, 체중을 감소시키면 통풍의 위험 또한 감소되는 것으로 보고하고 있습니다(Choi 등, 2005).

Puig 등(2008)은 통풍으로 진단된 환자뿐 아니라 고요산혈증만 있는 환자도 대사증후군 위험이 증가된다고 보고하였습니다. 이와 관련하여 Nakagawa 등(2006)의 연구에서는 혈중 요산이 혈관내피세포의 기능을 억제하는 과정을 통해 대사증후군을 야기시킨다는 기전을 처음으로 보고하기도 했습니다. 한국인들을 대상으로 한 국내 연구 결과에서는 통풍 환자의 43.6%가 대사증후군을 가지고 있는 것으로 나타났는데, 이는 일반 인구에서 대사증후군이 5.2% 동반되는 것과 비교할 때 매우 높은 수치인 것을 알 수 있습니다(Rho 등, 2008).

통풍은 특히 당뇨와 밀접한 상관성을 갖고 있습니다. 왜냐하면 당뇨의 원인이 되는 인슐린 저항성은 대사증후군 발병의 중요한 요인이기도 하지만, 인슐린이 신장에서 요산의 배설을 저하시켜 인슐린 저항성이 요산 농도 상승 또한 유발하기 때문입니다(Nakagawa 등, 2005). 반대로 고요산혈증이 고인슐린혈증이나 2형 당뇨병의 발생보다 선행한다는 연구 또한 적지 않습니다(Chien 등, 2008; Dehghan 등, 2008). 혈중 요산 농도가 높아지면 췌장의 베타 기능 세포의 변화를 초래하여 혈당 조절에도 영향을 주고 있기 때문입니다(Rocic 등, 2005). 연구 결과에서도 통풍 환자들에게서 2형 당뇨병이 발생될 위험이 정상인에 비해 1.34배 증가하고, 고요산혈증이 있는 환자들도 2형 당뇨병이 발생될 위험이 정상인에 비해 1.26배 높아 통풍이 당뇨병의 발생에 독립적인 위험인자가 된다고 보고하고 있습니다(Choi 등, 2007).

고요산은 혈당 외에 혈압에도 영향을 끼치는데, 높은 혈중 요산 농도가 산화질소(NO) 생성을 감소시켜 혈관의 저항성을 높이면서 혈관 내피세포의 기능 부전을 초래하여 고혈압을 악화시키게 됩니다(Bardin & Richette, 2014). 연구 결과에서도 고요산혈증이 있는 사람이 정상 요산인 사람에 비해 고혈압이 발생할 위험이 1.41배가 높고(Grayson 등, 2011), 반대로 고혈압이 있는 환자에서는 고혈압이 없는 사람에 비해 통풍이 발생할 위험이 2.31배 높고, 이뇨제를 사용하는 환자들은 그렇지 않은 사람에 비해 통풍이 발생할 위험이 1.77배 높은 것으로 나타났습니다(Choi 등, 2005). 고요산혈증은 수축기혈압 10mmHg와 총콜레스테롤 20mg/dL을 증가시키는 위험인자(Alderman 등, 1999)로, 고혈압뿐만 아니라 심장혈관질환,

신장질환을 일으키는 위험 요소로 알려져 있습니다(Johnson 등, 2003). 특히 고요산혈증은 죽상동맥경화와의 연관성이 입증되었으며, 고요산혈증 환자의 75~85%는 고중성지방혈증을 가지고 있고, 반대로 고중성지방혈증 환자의 80% 이상이 고요산혈증을 가지고 있는 것으로 보고되었습니다(Emmerson, 1999).

고요산과 비만은 밀접한 관계가 있기 때문에 통풍에 대사증후군이 동반되었을 경우 규칙적인 운동과 식이조절을 통한 체중감소가 반드시 필요합니다. 25 kg/m^2 이상으로 높은 체질량지수(body mass index, BMI; 체중을 키의 제곱으로 나눈 값)는 독립적인 통풍 발병의 위험인자이며, BMI가 증가하면 통풍 발병도 증가하는 것으로 나타났습니다. 허리-엉덩이 비율(waist-to-hip ratio)의 증가, 즉 복부 비만 정도도 통풍의 위험도와 상관관계가 있습니다(Choi 등, 2005). 따라서 과체중인 통풍 환자들의 경우 체중 감소를 위해 노력해야 하며, 정상 체중일 경우는 이를 유지할 수 있도록 식이와 운동의 조절이 필요합니다. 하지만 급격한 체중감소를 위한 금식이나 갑작스런 심한 운동은 오히려 통풍 발작을 유발할 수 있으므로 이에 대한 주의가 필요합니다(정영옥, 2009).

결론적으로 통풍의 발생을 예방하기 위해서라도, 또한 통풍의 진행을 막기 위해서라도 가장 우선적으로 관리해야 할 것은 대사증후군입니다. 고요산혈증 또는 통풍으로 진단되면 대사증후군이 동반되었는지에 대해 관심을 가지고 확인하여 적절한 치료계획을 세우는 것이 바람직합니다. 대사증후군은 환경적 인자와 유전적 인자의 상호작용으로 발생하지만 주된 요인으로는 생활습관이기 때문에 치료 측면에서도 무엇보다 생활습관의 변화 및 개선은 꼭 필요할 것입니다.

2) 신장질환

통풍과 관련된 또 다른 중요한 질환은 신장병입니다. 고요산혈증과 통풍 발생 원인의 85~90%를 차지하는 신장의 배설 장애는 특발성 신부전, 고혈압, 산증(acidosis), 납 중독, 부갑상선기능항진증, 갑상선기능저하증, 바터증후군(Batter's syndrome), 약물 중독, 이뇨제, levodapa, ethambutol, pyrazinamide 등의 약제 등 다양한 원인으로 야기될 수 있습니다(Fauci 등, 2008).

고요산혈증과 통풍은 요산을 배출하는 장기인 신장의 기능이 떨어져서 오는 질환이기도 합니다만 반대로 요산에 의해 신장질환이 발생하기도 합니다. 대표적인 것이 급성 요산신증(acute uric acid nephropathy)과 만성 요산신증(chronic urate nephropathy) 및 요로결석증(urolithiasis)입니다. 고요산혈증은 결정체를 형성하여 연부조직에 침착되므로 요산 신장염이나 요로 결석이 발생하게 됩니다. 통풍 발작으로 혈청 요산 농도가 갑자기 증가될 때 요산 결정이 세뇨관을 막고 간질조직으로 파열되면서 염증반응과 섬유화를 유발하여 급성 신부전이 발생하게 되지만, 이러한 급성 신부전이 발생되는 경우는 흔치 않고 대부분의 통풍 환자들은 만성 요산신증에 의해 신장 손상을 입으며 만성 신부전으로 까지 진행을 하게 됩니다.

통풍 환자들의 50% 이상에서 만성 신부전이 발생되는데, 더 중요한 사실은 실제 임상 소견이 나타나지 않더라도 통풍 환자 대부분의 신장조직에 혈관 경화, 사구체 경화, 간질 섬유화 등의 특징적인 병적인 변화가 진행된다는 점입니다(Talbott & Terplan, 1960). 이러한 통풍에 의한 신장병 발생의 주요한 기전은 요산에 의한 신장혈관의 변화와 염증반응 및 레닌안지오텐신 기전(renin-angiotensin system, RAS) 활성화에 의한 것으로 예측하고 있습니다(Kang, 2011).

실제 임상에서는 만성 신장병 환자들에게 통풍 약물을 투여하여 고요산혈증을 낮추어 주면 신장기능 저하를 예방하였다고 보고하고 있어서(Goicoechea 등, 2010), 고요산혈증과 통풍이 진행되면 만성 신장병의 원인이 되기도 하지만 혈액 중에 요산이 높은 사람들이 요산 수치를 관리하고 개선하면 오히려 통풍에 의한 신장병을 예방할 수도 있다는 것을 알 수 있습니다. 따라서 고요산혈증과 통풍의 흔한 합병증인 만성 신장병은 심혈관질환과 뇌혈관질환에 의한 사망률을 증가시키므로 통풍 환자들의 경우 평소 신장병 관리를 잘 하여 진행되지 않도록 주의해야 합니다.

통풍에 대한 나쁜 생각

– 통증만 없어지면 괜찮겠지 하는 생각
– 약만 먹으면 되는 질환으로 쉽게 생각
– 통풍을 관절염이라고 생각

통풍에 나쁜 음식 순위

1. 술
2. 어패류
3. 고기의 내장류
4. 과당이 많이 포함된 청량음료

통풍에 좋은 음식

채소 위주의 저칼로리 식사

참고문헌

- 송정수 (2011). 떠오르는 통풍, 생명을 위협하는 공공의 적. 대한류마티스학회지, 18(4):234-241.
- Grundy SM et al. (2004). American Heart Association; National Heart, Lung, and Blood Institute. Definition of metabolic syndrome: report of the National Heart, Lung, and Blood Institute/American Heart Association conference on scientific issues related to definition. Circulation, 109:433-8.
- Park, D. H., Lee, E. R., Ju, J. Y. (2017). Association study between serum uric acid level and metabolic syndrome, The Journal of the Korea Contents Association, 17(2):38-46.
- Nuki G. (2006). Gout. Medicine, 34(10):417-423.
- Chien KL et al. (2008). Plasma uric acid and the risk of type 2 diabetes in a Chinese community. Clin Chem, 54:310-6.
- Dehghan A et al. (2008). High serum uric acid as a novel risk factor for type 2 diabetes. Diabetes Care, 31:361-2.
- Choi HK, Ford ES, Li C, Curhan G. (2007). Prevalence of the metabolic syndrome in patients with gout: the Third National Health and Nutrition Examination Survey. Arthritis Rheum, 57:109-15.
- Choi HK, Atkinson K, Karlson EW, Curhan G. (2005). Obesity, weight change, hypertension, diuretic use, and risk of gout in men: the health professionals follow-up study. Arch Intern Med, 165:742-8.
- Puig JG et al. (2008). Serum urate, metabolic syndrome, and

cardiovascular risk factors. A population-based study. Nucleosides Nucleotides Nucleic Acids, 27:620-3.

- Nakagawa T et al. (2006). A causal role for uric acid in fructoseinduced metabolic syndrome. Am J Physiol Renal Physiol, 290:F625-31.
- Rho YH et al. (2008). Association between serum uric acid and the Adult Treatment Panel III-defined metabolic syndrome: results from a single hospital database. Metabolism, 57:71-6.
- Nakagawa, T. et al. (2005). Hypothesis: fructose-induced hyperuricemia as a causal mechanism for the epidemic of the metabolic syndrome. Nature clinical practice. Nephrology, 1(2):80-86.
- Rocić, B. et al. (2005). Uric acid may inhibit glucose-induced insulin secretion via binding to an essential arginine residue in rat pancreatic beta-cells. Bioorganic & medicinal chemistry letters, 15(4): 1181–1184.
- Choi HK, De Vera MA, Krishnan E. (2008). Gout and the risk of type 2 diabetes among men with a high cardiovascular risk profile. Rheumatology(Oxford), 47:1567-70.
- Bardin, T., & Richette, P. (2014). Definition of hyperuricemia and gouty conditions. Current opinion in rheumatology, 26(2):186–191.
- Grayson PC, Kim SY, LaValley M, Choi HK. (2011). Hyperuricemia and incident hypertension: a systematic review and meta-analysis. Arthritis Care Res (Hoboken), 63:102-10.
- Choi HK, Atkinson K, Karlson EW, Curhan G. (2005). Obesity, weight change, hypertension, diuretic use, and risk of gout in men: the health professionals follow-up study. Arch Intern Med, 165:742-8.
- Alderman, M. H., Cohen, H., Madhavan, S., & Kivlighn, S. (1999). Serum uric acid and cardiovascular events in successfully treated

hypertensive patients. Hypertension, 34(1):144–150.
- Johnson RJ et al. (2003). Is there a pathogenetic role for uric acid in hypertension and cardiovascular and renal disease?. Hypertension, 41:1183-90.
- Emmerson B. (1999). Hyperlipidaemia in hyperuricaemia and gout. Ann Rheum Dis, 57:509-10.
- 정영옥 (2009). 통풍의 최신지견. 대한내과학회지, 76(5):538-543.
- Fauci AS et al. (2008). Harrison's principles of internal medicine. 17th ed. New York: McGraw-Hill Medical.
- Talbott JH, Terplan KL. (1960). The kidney in gout. Medicine(Baltimore), 39:405-67.
- Kang DH. (2011). Does hyperuricemia play a causative role in the development and/or aggravation of renal, cardiovascular and metabolic disease? Korean J Med, 80:524-8.
- Goicoechea M et al. (2010). Effect of allopurinol in chronic kidney disease progression and cardiovascular risk. Clin J Am Soc Nephrol, 5:1388-93.

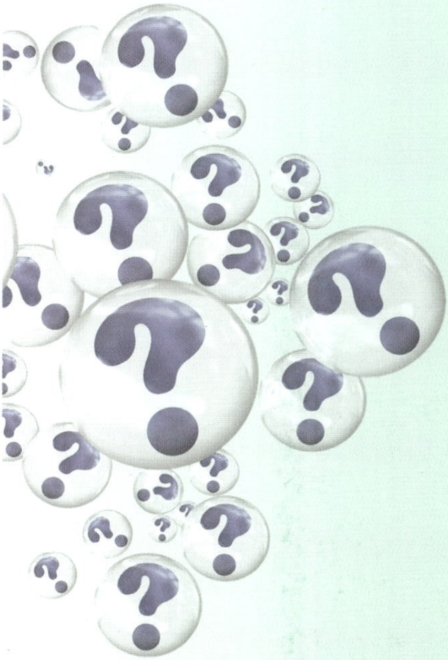

05

통풍은 어떻게 치료해야 하나?

통풍 치료는 매우 간단합니다. 증상이 나타나면 빨리 약을 복용하거나 주사를 맞으면 언제 아팠냐는 듯이 사라지게 됩니다. 하지만 문제는 그다음부터입니다. 계속 통풍 발작이 나타나는 기간이 짧아지면서 반복되거나 통증이 심해지고 증상이 가라앉는 기간도 길어지게 됩니다. 그렇게 되면 치료도 어렵고 합병증도 발생하게 되고 조기 사망률도 높아지게 됩니다. 그래서 통풍은 치료보다 관리가 중요합니다.

5. 통풍은 어떻게 치료해야 하나?

통풍 치료의 원칙은 다음과 같습니다. 첫째, 급성 통풍 발작은 가능한 신속하게 그리고 부드럽게 종결시켜야 합니다. 둘째, 급성 통풍성 관절염의 재발을 예방해야 합니다. 셋째, 관절과 신장 또는 다른 부위에 있는 요산염의 침착이나 요산 결정에 의해 발생되는 합병증을 예방하고 정상화시켜야 합니다. 넷째, 통풍과 관련된 대사증후군을 예방하고 치명적인 심혈관 또는 뇌혈관 질환을 조기에 발견 및 치료하여 조기 사망을 막아야 합니다(송정수, 2016).

통풍은 원인도 잘 알려져 있고, 진단도 명확하고, 치료 또한 효과적입니다. 물론 약물치료에 잘 반응하지 않거나 약물 부작용으로 인해 적절한 치료가 어려운 환자들이 있기도 합니다. 하지만 여전히 잘못된 인식으로 인해 일단 통풍 발작이 가라앉고 나면 진료도 대충받고, 검사도 하다 말다 하고, 약도 제대로 챙겨 복용하지 않게 되면서 더욱 진행됩니다(Singh 등, 2007). 따라서 무엇보다도 검사를 통해 맞는 약물을 선정해서 꾸준히 복용하는 것이 치료의 기본이지만, 평소 체중유지, 음식조절, 운동관리 등 생활습관을 개선하여 평상시의 혈청 요산농도를 낮추도록 하는 것이 가장 중요한 예방적 치료의 핵심이 될 것입니다.

통풍 환자라면 반드시 생활방식의 변화가 선행되어야 합니다.

① 일단 자신이 비만하다면 이상 체중에 가깝도록 체중을 줄여야 합니다. 이때 반드시 신체조성(body composition)을 확인해서, **체중보다는 체지방을 줄이는** 것에 더 신경을 써야 합니다.

② 지금까지의 **식습관을 바꿔야** 합니다. 고지방과 고칼로리의 식습관을 버리도록 해야 합니다. 통풍에 반드시 피해야 할 음식, 너무 많이 먹으면 안 되는 음식, 많이 먹도록 권장되는 음식의 리스트를 작성해서 식단을 바꾸어야 합니다.

③ **금주와 금연**은 필수입니다.

④ 체형과 체중을 유지하기 위해 반드시 적절한 운동량을 정해 **거의 매일 운동을 해야** 합니다.

⑤ 평상시는 물론 운동 전, 중, 후에 **수분을 충분히 섭취해야** 합니다.

통풍의 원인이 지나친 알코올 섭취나 비만이라는 것은 잘 알려져 있지만, 그 외에도 요산 생성과 관련하여 다른 원인 질환이 있는지를 살펴보는 것도 정확한 치료를 위해 반드시 필요합니다. 질환 중에는 대사증후군, 당뇨병, 고혈압, 이상지질혈증, 죽상동맥경화증, 심장질환이나 뇌졸중, 요로결석, 만성 신장병, 요산 과잉생산 질환(유전성 퓨린 대사 이상, 건선, 백혈병, 림프종 등)은 물론 납 중독 여부 등도 확인해야 합니다. 또한 현재 복용하고 있는 약물 가운데 요산을 증가시키는 약물이 있는지 유무도 확인해 봐야 합니다. 특히 이뇨제나 아스피린 등은 고요산혈증을 유발하는 약물이기 때문에 주의해야 합니다.

요약해서 설명하자면, 통풍 치료는 요산 수치와 증상, 진행 정도에 따라 세 가지 단계로 나누어 치료하게 됩니다.

첫 번째로, 증상이 없이 9.0mg/dL 이하의 '고요산혈증(hyoeruricemia)'만 있는 경우에는 특별한 약물 치료는 거의 시행하지 않고 있습니다만 발작이 일어나지 않도록 혈중 요산 수치를 낮추어야 합니다.

두 번째로, '급성 통풍 발작(acute gout attack)'이 시작되었다면 환자는 가능한 한 움직이지 말고 안정을 취해야 하며, 병원에서 약물이나 주사를 증상에 따라 단독 또는 조합하여 사용하게 됩니다.

세 번째로, 통풍이 재발되면서 '만성 통풍(chronic gout)'화 되어지면 요산이 조직에 쌓이는 것을 막고 혈청 요산 농도를 정상화하기 위해 요산합성억제제와 요산배설촉진제의 치료약물을 복용하게 됩니다.

진행 단계별 통풍 치료법

1) 통풍 발작을 예방하는 시기

무증상 고요산혈증은 아무런 통풍 증상 없이 혈중 요산 농도만 7.0mg/dL 이상 9.0mg/dL 이하의 높은 수치를 나타내는 경우를 말합니다. 보통은 잘 모르고 있다가 건강검진을 받으면서 또는 다른 질환의 검사를 받다가 발견하는 경우가 대부분입니다. 이런 고요산혈증만 있는 경우에는 특별한 약물 치료를 하지 않고 있습니다만

9.0mg/dL 이상일 경우라면 신장 손상의 가능성이 커지므로 상태에 따라 약물 치료를 고려해야 합니다.

이 시기에는 고요산혈증이 나타난 원인이 무엇인지, 혹시 동반된 기저질환은 있는지 여부를 살펴봐야 합니다. 고요산혈증은 그동안 자신이 모르고 있던 질병을 발견할 수 있는 단서가 될 수도 있으므로 반드시 확인해야 합니다. 고요산혈증 환자의 70%에서 병력 청취나 신체 진찰을 통해 쉽게 확인 가능합니다(송정수, 2018). 아무 증상 없이 고요산혈증만 있는 경우라면 평소 정상 체중을 유지하고, 저퓨린 함유 음식으로 식단을 조절하고, 체형 관리를 위해 적절한 운동을 하는 등의 생활습관을 개선하여 혈청 요산농도를 낮추면 무서운 통풍 발작을 예방할 수 있습니다.

하지만 한 번이라도 통풍성 발작이 일어난 이후라면 혈청 요산 농도가 정상 수준이 될 때까지 또는 다음 급성 통풍 발작이 나타나지 않을 때까지 반드시 요산 수치를 저하시키는 약을 꾸준히 복용해서 6.0mg/dL으로 낮추고 이를 잘 유지해야 합니다. 그리고 금주, 금연을 반드시 실행하고, 요산 농도를 증가시켜 주는 대표적인 질환인 대사증후군(비만, 고지혈증, 고혈압, 당노)에서는 무조건 벗어나야 합니다. 왜냐하면 이전과 똑같은 생활방식을 유지하고 기저질환을 가지고 있으면서 통풍약만 먹는다면 계속되는 발작을 막기에는 역부족이기 때문입니다.

고요산혈증이나 통풍 진단을 받게 되었을 때, 생활습관과 관련하여 반드시 체크해 보고 고쳐야 할 부분이 불면증, 수면무호흡증 등의 수면 관련 질환(sleep disorders)입니다. 특히 폐쇄성 수면무호흡증(obstructive sleep apnoea syndrome)은 대사증후군, 비만, 고혈압, 고지혈증, 당뇨, 심혈관질환과 함께 통풍과도 관련성이 높은 증상입니다(Roddy 등, 2013). 저산소증(hypoxia)으로 인해 ATP(adenosine triphosphate) 감소가 나타나 고요산혈증의 원인이 되기 때문입니다. 불안이나 우울, 스트레스와 함께 수면 부족 역시 통풍 발작의 원인이 되기 때문에 수면 관리에 신경을 써야 합니다(Singh, 2018).

2) 약물 투여나 주사가 꼭 필요한 시기

만일 '급성 통풍 발작(acute gout attack)'이 시작되었다면 환자가 가장 먼저 해야 할 일은 가능한 한 움직이지 말고 안정을 취하는 것입니다. 통증이 심할 때는 덮는 이불의 무게조차 통증의 원인이 되므로 받침대나 쿠션 등을 이용해 아픈 발이 압박을 받지 않도록 해야 합니다. 또는 부목(splint)을 대거나 목발을 사용할 수도 있습니다. 통증 완화를 위해 얼음팩 등을 환부에 대어 주거나 냉스프레이(vapocoolant)를 뿌려주는 냉요법(cryotherapy)을 점진적으로 실시하고, 수분을 충분히 섭취해야 합니다(김현아, 2001).

통풍 발작의 시기에는 얼마나 빨리 치료하느냐가 중요합니다. 그래서 가능한 빠른 시간 내에, 적어도 24시간 이내에 치료가 시작되어야 합니다. 이때 통풍 발작을 억제하기 위해 병원에서는 콜히친(colchicine), 비스테로이드성소염제(nonsteroidal antiinflammatory drugs, NSAIDs), 글루코코르티코이드(glucocorticoid)의 세 가지 약물이나 주사를 증상에 따라 단독 또는 조합하여 사용하게 됩니다. 급성 통풍성 관절염의 치료에 쓰이고 있는 비스테로이드성소염제(non-steroidal anti-inflammatory drugs, NSAIDs), 콜히친, 스테로이드는 모두 통풍 발작을 효과적으로 치료할 수 있는 약제입니다. 갑자기 나타나는 급성 통풍 발작은 대개 단관절에만 나타나지만 소수 관절 또는 드물게 다관절을 침범하기도 합니다. 통증이 심할 때, 또는 큰 관절이나 여러 관절에 증상이 나타날 때에는 주사제재가 더 빠른 효과를 나타내기도 합니다(정영옥, 2009; 송정수, 2018).

① 통풍 발작 치료에 처음 선택되는 치료제인 **비스테로이드성소염제**는 최대용량으로 사용하면 종류에 관계없이 치료 효과는 비슷합니다만 콩팥기능 장애, 소화성 궤양, 심장기능 저하 등 동반 질환이 있을 때는 위험이 증가하므로 사용에 주의해야 합니다.

② 옛날부터 가장 많이 사용되어 왔던 약물인 **콜히친**은 비교적 통풍에 특이적으로 작용하여 통풍 진단이 확실하지 않은 경우에 진단 겸 치료 목적으로 많이 사용되어 왔습니다. 그래서 보통 한 시간 간격으로 0.5~0.6mg을 복용하여 최대용량(10회 복용)을 복용할 때까지 증상의 호전이 없다면 통풍이 아닐 수 있기 때문에 통풍으로 진단하는 것에 대해 의심해 볼 필요가 있습니다(Wortmann, 2005). 특히 콜히친은 부작용이 나타나는 빈도가 높아 다른 약을 사용할 수 있거나 통풍 진단이 확실한 경우라면 사용하지 않게 됩니다.

③ **스테로이드**는 약으로 복용하거나(경구), 정맥이나 관절강

내로 주사하거나(비경구) 또는 둘다 모두 사용할 수 있습니다. 그래서 약을 먹을 수 없는 환자나 콩팥기능 저하, 소화성 궤양이 있는 환자의 경우에는 스테로이드를 비경구적으로 투여하는 것이 더 유용합니다. 스테로이드는 갑자기 끊었을 때 통풍 발작이 다시 악화되기도 하기 때문에 예방적으로 저용량 콜히친(0.6~1.2mg/day)을 함께 사용하기도 합니다(Pascual & Sivera, 2007). 급성 통풍 발작이 잘 가라앉고 나면 반드시 다음 발작이 일어나지 않도록 대비해야 합니다. 필요하면 병원에서 교육을 받거나 자료를 구해서 식이요법과 생활습관 개선에 대한 내용을 그대로 실천하는 것이 중요합니다. 또한 처음 발작이면 요산 저하 치료(urate lowering therapy, ULT)를 시작해야 하고, 다시 발작한 경우라면 ULT를 변경해야 합니다.

3) 높아진 요산 농도를 적극적으로 낮추며 관리해야 하는 시기

만일 통풍이 자주 재발되면서 '만성 통풍(chronic gout)'화되면, 요산이 조직에 쌓이는 것을 막고 혈청 요산 농도를 정상화하기 위해 요산을 저하시키는 치료약물을 반드시 복용해야 합니다. 왜냐하면 증상이 있든 없든 혈중 요산 수치가 높으면 요산 결정체가 쌓이는 것이 진행되어 외형적으로도 관절에 결절이 생기고 관절 변형이 오게 될 뿐만 아니라 피부나 장기에 까지 결절이 쌓이면서 여러 가지 합병증이 유발되게 되기 때문입니다. 원래 혈중 요산 수치가 요산의 용해계수(solubility factor)인 6.8mg/dL을 넘어가면 요산 결정체 침착이 유도되지만, 6.0mg/dL 이하로 유지되면 결정체 용해가 시작되어 통풍 결절(tophi)의 크기를 줄일 수도 있게 됩니다(Perez-Ruiz 등, 2002).

요산저하제는 기전에 따라 요산형성 억제제(xanthine oxidase[XO] inhibitors)와 요산배설 촉진제(uricosuric agents)로 대별됩니다. 그동안 1960년대 초반에 개발된 대표적인 XO 억제제인 **알로퓨리놀 (allopurinol)**을 그동안 통풍 발작 치료에 주로 사용해 왔습니다. 그러나 발열, 홍반, 호산구 증가, 간염, 신부전 등은 물론 사망에 이를 수도 있는 약물과민반응(allopurinol hypersensitivity syndrome)이 나타나면서 최근 부작용도 적고 요산강화 효과나 통풍 발작 억제 효과가 더 좋은 **페북소스타트(febuxostat)**가 새롭게 개발되어 시판되고 있습니다. 만성 통풍 환자에 대한 혈청 요산 치료 목표치는 통풍 결절이 없는 경우에는 혈청 요산 농도를 6.0mg/dL 이하로, 통풍 결절이 있는 경우에는 5.0mg/dL 이하로 유지하는 것입니다만 페북소스타트로 목표치 이하로 유지되지 않으면 요산배설 촉진제인 벤즈브로마론(benzbromarone) 등을 추가한 다음 추적 검사를 실시하게 됩니다(정영옥, 2009).

만일 이후로도 통풍 발작이 계속 자주 발생한다면 혈청요산 농도를 수시로 측정을 해서 요산 저하 치료(ULT)를 위한 약의 종류와 용량을 수정해 나가야 합니다. 하지만 환자의 상태가 발작이 없이 지속적으로 안정을 유지한 상태라면 정기적으로 병원 검진을 통하여 요산농도와 간기능, 신장기능을 측정하여 부작용 발생을 모니터링하고 적절히 조절해 나가면 됩니다(송정수, 2016).

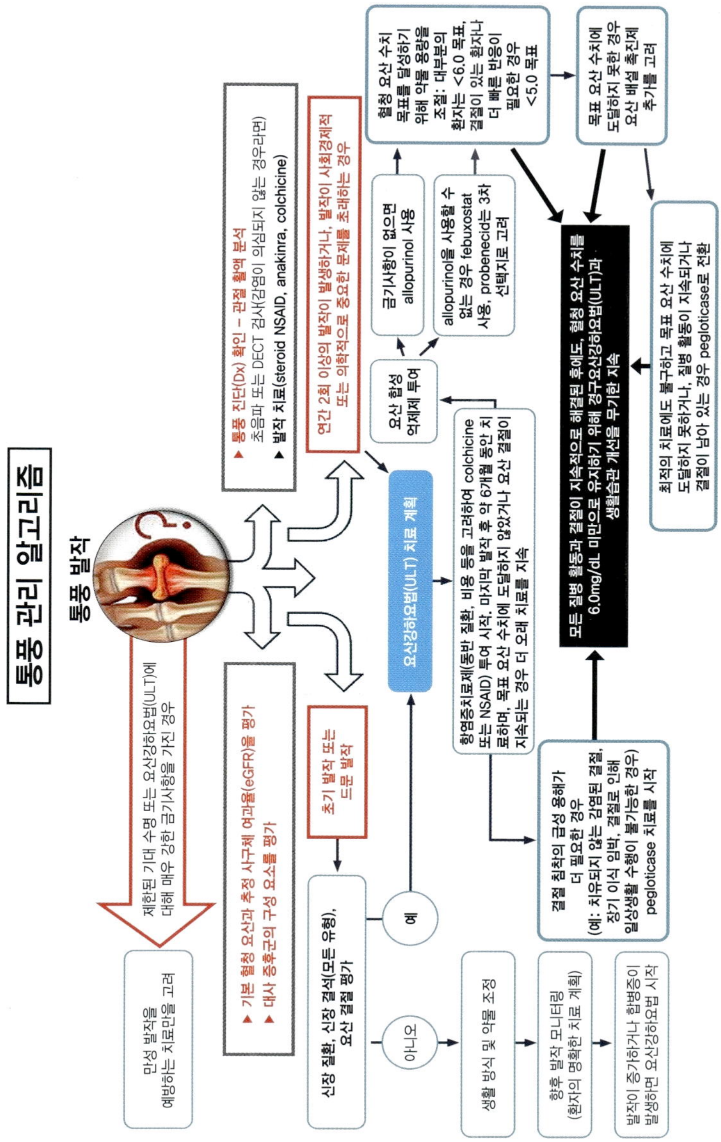

그림 5–1 통풍 관리 알고리즘

출처: Michael H. Pillinger, Brian F. Mandell (2020). Therapeutic approaches in the treatment of gout. Seminars in Arthritis and Rheumatism, 50:S24-S30.

어떤 단계에서든 반드시 필요한 통풍 관리 방법

- 이상적인 체중과 체형 유지
- 규칙적인 생활습관
- 저퓨린음식 식단
- 충분한 수분 섭취
- 금주, 금연
- 적절한 운동
- 꾸준한 약물 복용

참고문헌

- 송정수 (2016). 통풍관리의 최신지견. J Korean Med Assoc, 59(5):379-384.
- Singh JA et al. (2007). Quality of care for gout in the US needs improvement. Arthritis Rheum, 57:822-829.
- 김현아 (2001). 통풍간호. 류마티스건강학회지, 8(2):331-335.
- Edward Roddy et al. (2013). The association of gout with sleep disorders: a cross-sectional study in primary care. BMC Musculoskeletal Disorders, 14:119.
- Jasvinder Singh (2018). Assessing qualitatively the impact of gout on sleep: any sleep was a dream far away until the gout flare resolved. Rheumatology, 57:1877-1878.
- Perez-Ruiz F et al. (2002). Effect of urate-lowering therapy on the velocity of size reduction of tophi in chronic gout. Arthritis Rheum, 47:356-360.
- 정영옥 (2009). 통풍의 최신지견. 대한내과학회지, 76(5):538-543.
- Wortmann RL. (2005). Recent advances in the management of gout and hyperuricemia. Curr Opin Rheumatol, 17:319-324.
- Pascual E & Sivera F (2007). Therapeutic advances in gout. Curr Opin Rheumatol, 19:122-127.

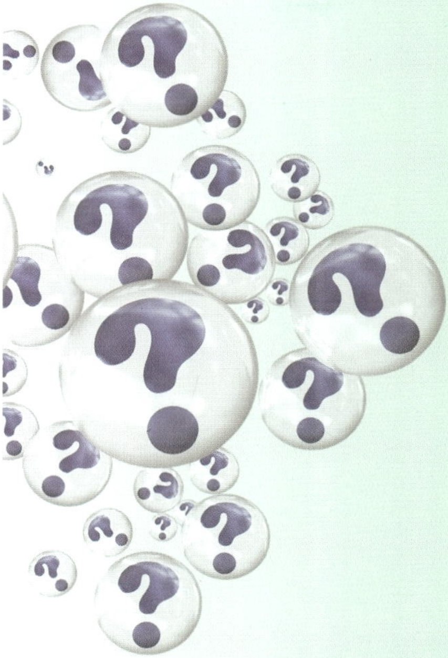

06

통풍에 약이 되는 음식, 독이 되는 음식

대부분의 통풍 환자들이 가지고 있는 식생활의 공통점은 기름지고 칼로리 높은 음식 또는 달달한 음식을 좋아하거나 술을 즐겨 마신다는 것입니다. 거기에다 급하게 많이 먹고 마시는 폭식과 폭음을 자주 반복하고 있습니다. 나쁜 식사 습관과 음식에 대한 가치관을 바꾸지 않는다면 반복되면서 악화되는 통풍의 악순환으로부터 벗어나기가 매우 어렵습니다.

6. 통풍에 약이 되는 음식, 독이 되는 음식

통풍의 식이요법을 간단하게 요약하자면, 1) **저퓨린음식 섭취**(low purine diet), 2) **알코올 섭취 제한**(alcohol restriction), 3) **충분한 수분 섭취**(hydration)입니다.

식이요법은 통풍 환자라면 당장, 그리고 우선적으로 실시해야 합니다. 그동안의 고지방과 고칼로리의 식이습관을 버리고, 저퓨린 음식으로 하되 영양소가 골고루 포함된 건강한 식단으로 바꾸어야 합니다. 건강한 식단을 위해서는 피해야 할 음식, 제한해야 할 음식, 권장해야 할 음식을 구분하는 것이 필요합니다.

고요산혈증과 통풍을 가진 환자들은 알코올 섭취가 많고 채소와 유제품 섭취가 적은 나쁜 식습관을 가지고 있기 때문에, 기본적으로는 채소와 유제품과 같은 영양적으로 잘 설계된 음식을 섭취하여 소변을 알칼리화하는 것이 요산 배설을 촉진하는 데 효과적입니다(Kakutani−Hatayama 등, 2015).

1) 금기 음식

먼저 반드시 피해야 할 음식은 요산 농도를 높여주는 퓨린 함량이 많은 음식입니다. 혈중 요산은 퓨린의 대사 과정 중에 생성되기 때문에, 음식에 함유되어 있는 퓨린이 요산 농도에 영향을 주게 됩니다.

퓨린 함량이 많은 대표적인 음식이 췌장, 신장, 간, 심장 등 고기의 내장류이며, 이런 음식이 들어간 탕류나 국물도 피해야 합니다. 또한 과당이 많이 함유된 옥수수 시럽(high fructose corn syrup)이 들어간 달콤한 청량음료와 과자나 식품들도 통풍 환자라면 반드시 피해야 합니다. 특히 과당은 오래전부터 여러 연구에서 과당을 섭취하면 세포간 핵산(intracellular nucleotides)의 감소로 인해 퓨린 생합성이 증가하여 고요산혈증이 발생하게 된다고 경고하고 있습니다(Fox & Kelley, 1972; Emmerson, 1974; Narins 등, 1974; Raivio 등, I975). 만일 통풍 발작 기간이라면 과량의 알코올이 포함된 모든 음료는 절대 금지됩니다.

2) 제한 음식

너무 많이 먹어서는 안 되거나 또는 적게 먹도록 제한해야 할 음식으로는 소고기, 양고기, 돼지고기와 같은 붉은색 고기, 퓨린 함량이 많은 정어리, 멸치, 청어, 송어, 해덕대구(haddock), 고등어, 참치 등 어류와 홍합, 가리비 등 조개류, 과당이 첨가되지 않은 자연 과일 주스, 테이블 설탕(sucrose), 꿀, 감미료를 비롯한 각종 설탕류 등이 있으며, 소금 섭취도 제한해야 합니다. 알코올 음료의 경우, 맥주는 퓨린 함량이 높아 급격한 혈청요산의 증가를 유발하므로 가장 피해야 할 술로 알려져 있지만, 맥주 이외에 퓨린 함량이 적은 소주나 막걸리, 위스키, 꼬냑, 고량주, 포도주, 과일주 등도 섭취한 알코올의 양에 비례하여 통풍 발작을 유발하기 때문에 가급적 섭취를 제한하거나 적게 섭취해야 합니다.

3) 권장 음식

반면 권장해야 할 음식은 야채, 두부, 콩류, 견과류나 견과류 버터, 통곡물 등의 식물성 단백질 종류, 달걀 및 우유(특히 저지방 우유), 요구르트, 치즈 등의 저지방 또는 무지방 낙농식품, 달지 않은 통과일 등입니다. 야채 중에도 아스파라거스, 시금치, 완두콩, 콜리플라워나 버섯류 등은 퓨린 함량이 높은 것으로 알려져 있지만 연구 결과 통풍 발병 위험이나 통풍 발작 재발과는 관련이 없다고 보고하고 있어서 안심하고 섭취해도 괜찮습니다(Choi 등, 2004). 물도 충분히 마셔야 하는데, 만일 통풍 발작 기간이라면 최소한 하루 8~16컵은 마셔야 합니다. 그리고 특별히 설탕이나 크림이 함유되지 않은 블랙커피는 요산의 배설을 촉진시키므로 제한하지 않아도 됩니다(송정수, 2018).

4) 음식이 통풍에 미치는 영향

식이가 통풍에 미치는 영향에 관한 연구 결과에서는 적색육류의 섭취가 많으면 고요산혈증 위험을 1.24배, 해산물의 섭취가 많으면 고요산혈증 위험을 1.47배, 과당 섭취가 많으면 고요산혈증 위험을 1.85배, 알코올의 섭취가 많으면 고요산혈증 위험을 2.06배 높인다고 합니다. 이와는 반대로 유제품류 섭취가 많으면 고요산혈증 위험을 0.50배, 콩류 섭취가 많으면 고요산혈증 위험을 0.70배 낮춘다고 보고하고 있습니다(RongRong 등, 2018).

통풍에 좋은 식이를 요약하면, **'야채, 견과류, 과일, 저지방 유제품은 많이 먹고, 붉은색 고기와 등푸른 생선, 설탕, 술은 멀리하라'**입니다. 이런 통풍 식단의 원칙과 가장 유사한 식이요법이 'DASH(Dietary Approaches to Stop Hypertension) diet'입니다. DASH diet란 미국심장협회(AHA)에서 고혈압 관리를 위해 권장하는 식사 방법으로, 적색육류, 가당 음료, 가당 간식류의 섭취는 멀리하고 과일, 채소, 저지방 유제품, 통곡물, 가금류, 생선, 견과류 위주로 섭취하여, 식이섬유소는 늘리고 정제 탄수화물 및 포화지방, 콜레스테롤 섭취량은 줄이는 식이 패턴입니다. 최근 이 DASH diet가 혈압에만 국한되지 않고 공복혈당 농도를 포함한 심혈관 위험 감소와 연관성이 있는 것으로 보고되고 있습니다(Siervo 등, 2015).

하지만 DASH diet나 저퓨린 식이는 탄수화물 함량이 비교적 많아서 장기간 유지하기가 어려울 뿐만 아니라 고탄수화물 식사는 인슐린 저항성을 유발할 수도 있고 그로 인해 비만 및 대사질환 등이 악화될 수도 있어서, 단순히 퓨린 함량에만 집중할 것이 아니라 고요산혈증과 대사증후군을 동시에 개선할 수 있는 식이요법을 실시하는 것이 중요합니다(정영옥, 2009).

탄수화물도 통곡물, 야채, 달지않은 통과일처럼 복합탄수화물을 더 많이 섭취하고, 흰빵, 케이크, 캔디, 단음료, 고과당 옥수수 시럽 함유 식품들의 섭취는 철저히 피하도록 해야 합니다(메이요클리닉 권장식단).

약이 되는 음식		독이 되는 음식	
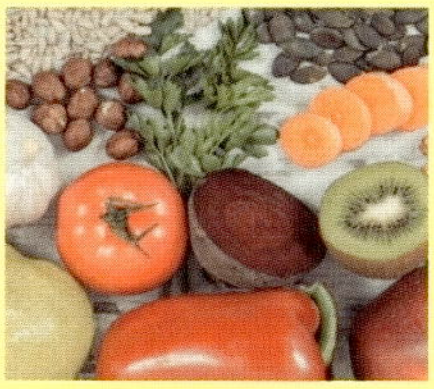	· 야채, 두부, 콩류, 견과류나 통곡물 등	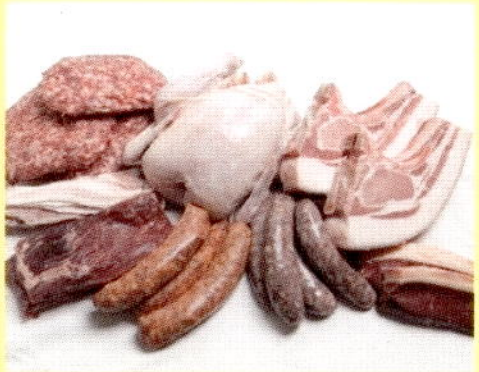	· 가축 내장류와 기름진 육류 및 제품군
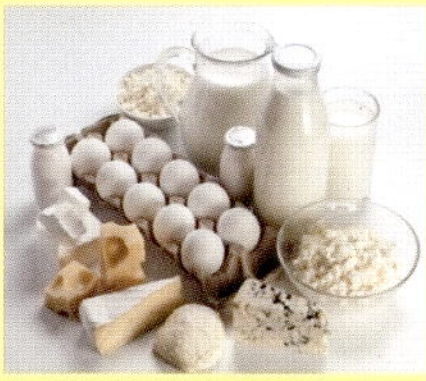	· 달걀과 우유, 요구르트, 치즈 등의 낙농식품	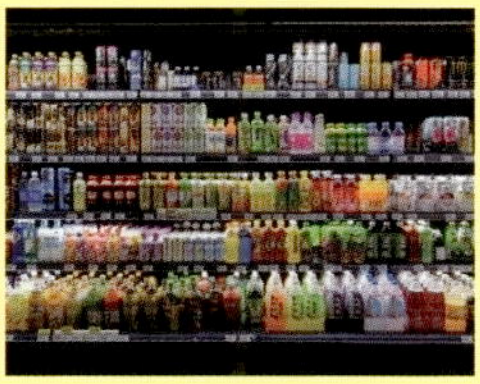	· 과당이 많은 청량음료, 과자 및 식품들
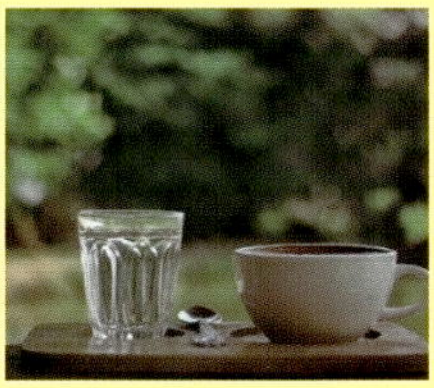	· 물(최소한 하루 8컵 이상) 및 달지 않은 차나 커피	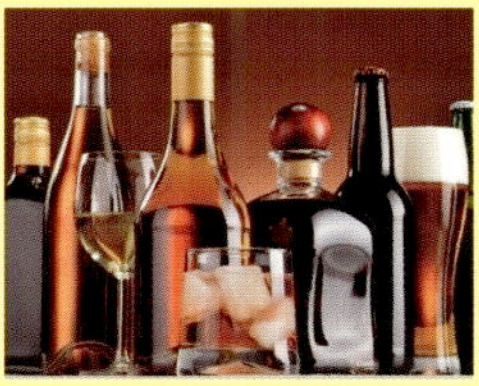	· 알코올이 포함된 모든 음료

그림 6-1 통풍에 약이 되는 음식, 독이 되는 음식

통풍 식이 방법 안내

	금지	제한	권장
단백질 식품	· 췌장, 신장, 간, 심장 등 고기의 내장류 · 흉선 등의 선(gland)으로 만든 음식(예: 스위트브레드)	· 붉은색 고기: 소고기, 양고기, 돼지고기 등 · 어패류: 정어리, 멸치, 청어, 조개류 등 · 가금류(닭, 오리, 칠면조, 거위 등) ⇒ 단백질은 매일 113~170g 이상 먹지 않도록 유의 · 고지방 유제품	· 식물성 단백질: 야채, 두부, 콩류, 견과류나 견과류 버터, 통곡물 등 · 달걀

	금지	제한	권장
음료	· 과당이 많이 함유된 옥수수 시럽이 들어간 청량음료, 과자 및 식품들 · 통풍 발작시 과량의 알코올이 포함된 모든 음료	· 자연 과일 주스 · 술(특히 맥주와 위스키/독주)	· 우유(특히 저지방 우유), 요구르트, 치즈 등의 저지방 또는 무지방 낙농식품 · 물(통풍 발작시 최소한 하루 8~16컵) · 달지 않은 차나 커피

	금지	제한	권장
기타	· 흡연 · 과도한 체중 · 급격한 칼로리 섭취 제한(crash diet) 또는 고단백식이	· 테이블 설탕(sucrose), 꿀, 감미료를 비롯한 각종 설탕류 등 · 소금 섭취	· 달지 않은 통과일 · 비타민 C 500mg 이상 · 규칙적인 운동

참고문헌

- Miki Kakutani-Hatayama et al. (2015). Nonpharmacological Management of Gout and Hyperuricemia: Hints for Better Lifestyle. American Journal of Lifestyle Medicine, 11(4):321-329.
- Fox IH & Kelley WN (1972). Studies on the mechanism of fructose-induced hyperuricemia in man. Metabolism, 21:713-721.
- Emmerson BT (1974). Effect of oral fructose on urate production. Ann Rheum Dis, 33:276-280.
- Narins RG et al. (1974). Effect of carbohydrates on uric acid metabolism. Metabolism, 23:455-465.
- Raivio KO et al. (1975). Stimulation of human purine synthesis de novo by fructose infusion. Metabolism, 24:861-869.
- Hyon K. Choi, Karen Atkinson, Elizabeth W. Karlson, Walter Willett, Gary Curhan (2004). Purine-Rich Foods, Dairy and Protein Intake, and the Risk of Gout in Men. N Engl J Med, 350:1093-103.
- 송정수. (2018). 통풍의 새로운 진단 분류 기준과 치료 지침. 대한내과학회지, 93(4): 344-350.
- Li RongRong, Yu Kang, Li ChunWei (2018). Dietary factors and risk of gout and hyperuricemia: a meta-analysis and systematic review. Asia Pac J Clin Nutr, 27(6):1344-1356.

- Siervo, M., Lara, J., Chowdhury, S., Ashor, A., Oggioni, C., & Mathers, J. C. (2015). Effects of the Dietary Approach to Stop Hypertension (DASH) diet on cardiovascular risk factors: a systematic review and meta-analysis. The British journal of nutrition, 113(1), 1–15.
- 정영옥. (2009). 통풍의 최신지견. 대한내과학회지, 76(5), 538-543.

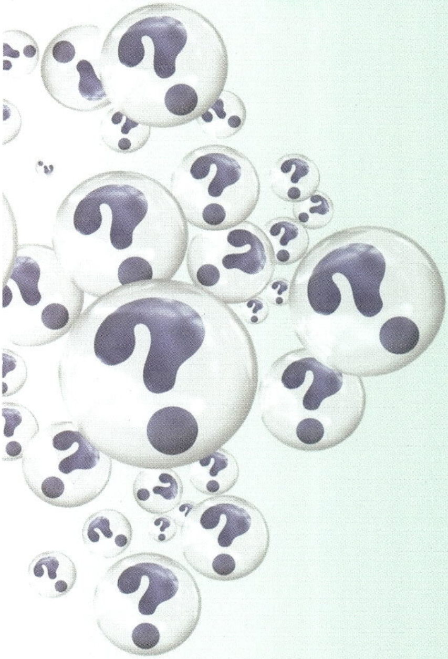

07

한의학에서는 통풍 치료를 어떻게 하고 있나?

오래전부터 한의학에서도 통풍에 대한 다양한 치료 방법을 적용하고 발전시켜 왔습니다. 통풍에 가장 유명한 약물인 콜히친도 샤프란(autumn crocus flower)의 뿌리(bulb)에서 추출되었듯이, 천연 약물인 한약재를 활용한 통풍 치료 물질에 대한 연구 개발도 유익한 결과를 가져올 것입니다. 오늘날 근거중심의학의 측면에서 보면 연구가 더 진행되어야 하지만 부작용이 적은 침, 뜸, 부항, 한약 등 한의학적 방법도 통풍 치료에 기여하고 있습니다.

7. 한의학에서는 통풍 치료를 어떻게 하고 있나?

통풍은 한의학적으로 '통비(痛痺)' 또는 '역절풍(歷節風)'의 증상 범주에 해당하는 것으로 보고, 이에 대한 여러 가지 한의학적 치료법이 임상에서 사용되어 왔습니다. 통풍이라는 명칭이 한의학 서적에 기술된 것은 1841년에 발간된 주진형(朱震亨)의 '단계심법(丹溪心法)'이 처음입니다. 주진형이 '단계심법'에 처음으로 증상과 원인에 대하여 기재한 이후 한의학에서도 통풍이 질병으로 인식되어져 왔으며, 통풍에 대한 여러 가지 한의학적 치료법과 연구가 오늘날까지 진행되어 왔습니다(김성우 등, 2015).

한의원에서 통풍을 어떻게 치료하고 있는지에 대해 보고한 '한의임상진료현황'(황지혜 등, 2021)에 의하면, 급성 통풍은 '풍열습(風熱濕)'을, 만성 통풍과 무증상 고요산혈증은 '습담어혈(濕痰瘀血)'을 가장 많은 원인으로 진단하여, 침, 한약, 약침, 봉약침, 자락요법, 습식부항, 뜸, 전침, 화침, 침도요법, 물리치료 등을 증상에 맞게 다양하게 적용하고 있는 것으로 나타났습니다. 특히 최근에 통풍의 한의학적 치료와 관련된 연구논문들에 대한 체계적 고찰 및 메타 분석을 통해, 한약, 일반침, 전침, 약침, 뜸, 자락법 등의 한방치료요법이 서양의학적인 기존 치료들 보다 통증은 물론 혈중 요산 농도를 더욱 감소시켜 주고 부작용 또한 더 적게 나타난다고 보고하였습니다(김성우 등, 2012; 김성우 등, 2015; 최영섭, 2021).

하지만 전체적으로 동물실험과 현대과학적 실험연구가 대부분이었고, 다양한 평가 척도 제시나 증거에 대한 더 많은 객관성 확보 및 잘 계획된 임상 연구 설계가 필요하다는 점이 지적되고 있습니다(Yihua Fan 등, 2024; Goo, Bon-hyuk 등, 2023; Won Bock Lee 등, 2013). 통풍에 대한 한약 투여와 관련된 연구 분석 결과에서도 한약 투여만으로 서양의학적 약물 투여보다 더 낫다는 결과를 얻기에는 자료가 불충분하며, 오히려 서양의학적인 약물과 병행 투여했을 때 통증 감소와 함께 혈중 요산 농도도 저하되고 약물의 부작용도 줄어들고 통풍 재발률 또한 낮아졌다고 보고하기도 했습니다(Xin-Xue Li 등, 2013).

이렇게 진단과 치료에 대한 근거가 논문마다 다르고 부족한 이유는 통풍에 대한 서양의학과 한의학 간의 개념 차이가 존재하기 때문입니다. 미국 보건의료연구소(NIH) 등의 보고서에서도 침, 뜸, 부항, 한약 등의 전통의학 치료 방법에 대한 언급이 있긴 하지만, 통풍 치료의 효과에 대한 근거가 불충분하다고 기술되어 있습니다. 또한 통풍에 대한 국제 가이드라인은 미국, 유럽을 중심으로 제시하고 있지만, 한의 진료 관련 내용은 거의 찾아볼 수 없습니다(AHRQ, 2016).

그동안 중국의 중의학(Traditional Chinese Medicine, TCM)과 우리나라 한의학(Korean Medicine, KM)에서 통풍에 효과적인 한약재와 처방, 치료 방법에 대한 여러 연구 논문들과 논문들에 대한 체계적 고찰과 메타 분석 리뷰 논문들을 중심으로 정리해보면 다음과 같습니다.

1) 통풍 침치료

침과 관련하여, 1998년 WHO 보고서(Acupuncture: Review and Analysis of Reports on Controlled Clinical Trials)에는 **피를 내는 자락법(blood-pricking acupuncture)**이 allopurinol 복용보다 증상이 더 개선되었고 혈중 요산 농도도 비슷하게 감소되었으며(Li 등, 1993), **망치처럼 생긴 매화침(plum-blossom needles)과 부항요법을 함께** 하거나(Pan, 1997) **습식부항(blood−letting cupping)과 한약 투여를 병행**하는(Zhang Shi−jun et al., 2010) 것을 통풍 치료에 권장하고 있습니다.

지금까지의 연구 결과들을 종합해 보면, 급성 통풍의 침치료 시 혈자리는 통증 부위의 아시혈(阿是穴, 압통점에 해당)을 위주로 하지에 있는 삼음교(三陰交), 양구(梁丘), 음릉천(陰陵泉), 태계(太谿), 족삼리(足三里), 축빈(築賓), 함곡(陷谷), 태충(太衝), 태백(太白), 행간(行間), 슬안(膝眼), 양릉천(陽陵泉), 혈해(血海), 해계(解谿), 구허(丘墟), 충양(衝陽), 풍륭(豐隆), 대도(大都) 등의 경혈들 가운데 선별하여 자침하였으며, 치료기간은 하루 1회, 7~ 21일까지 하고 있는 것으로 나타났습니다(Yihua Fan 등, 2024). 그 중에서 통풍치료의 일반적인 침치료로 가장 많이 적용되는 것은 삼음교, 족삼리 경혈과 아픈 부위를 위주로 매일 20~30분, 5~15일 동안, 전침의 경우에는 2와 100Hz로 전기자극을 가하는 것으로 나타났습니다(Won−Bok Lee 등, 2013). 임상에서는 상지는 견정(肩井), 곡지(曲池), 합곡(合谷) 경혈이, 하지는 태충과 태백이 가장 높은 활용 혈위로 나타났습니다(황지혜 등, 2021).

한편, 사묘산(四妙散) 복용과 함께 침, 부항을 같이 치료하면 혈중 요산, ESR, CPR이 감소하는 것으로 보고하고 있습니다(Kim 등,

2021). 약침의 경우 몰약(沒藥), 홍화(紅花), 위령선(威靈仙) 등(김성우 등, 2015)과 금은화(金銀花), 목통(木通) 등(최영섭, 2021)이 활용할 수 있는 약재로 연구되었으며, 임상에서는 봉약침, 소염약침, 자하거약침, V약침, 홍화자약침을 주로 많이 쓰는 것으로 보고하고 있습니다(황지혜 등, 2021).

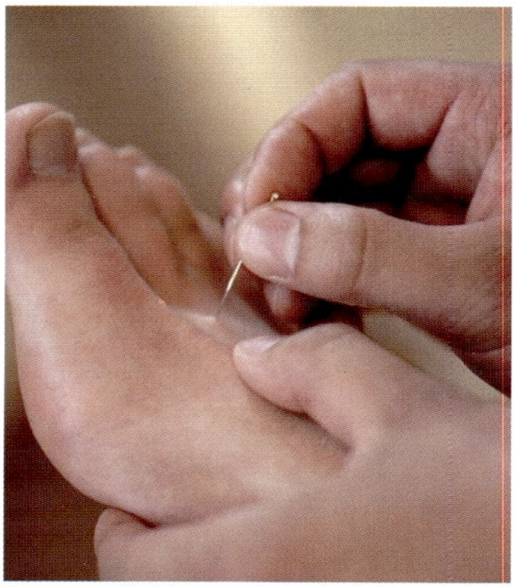

그림 7-1 침

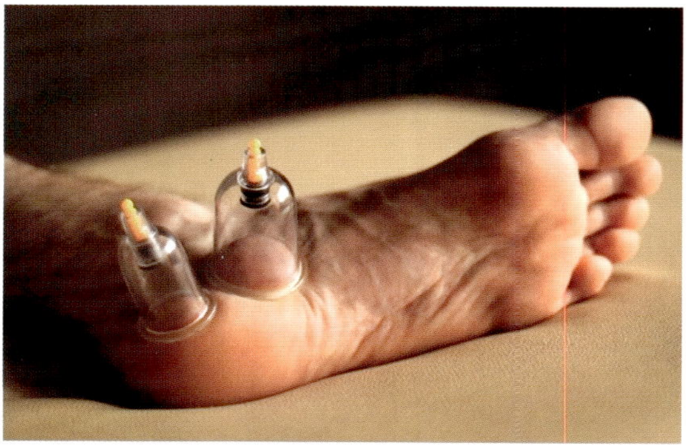

그림 7-2 부항

2) 통풍과 한약

통풍 치료에 활용되는 약재는 청열약(清熱藥), 활혈거어약(活血祛瘀藥), 거풍습약(祛風濕藥)을 위주로 하는데, 우리나라 한의학(KM, Korean Medicine)에서는 단일 한약재로 감국(甘菊)(박소영 등, 2016; Young-Je Cho 등, 2017), 토복령(土茯苓), 인동(忍冬), 토란(芋子), 산사육(山查肉), 목면화(木綿花), 목통, 홍화, 금앵근(金櫻根) 등(김성우 등, 2015)과 하고초(夏枯草), 몰약 등(최영섭, 2021)이, 복합 처방 약물은 영선제통음(靈仙除痛飮), 가미의이인탕(加味薏苡仁湯), 대황목단탕(大黃牧丹湯), 가미대황목단탕(加味大黃牧丹湯), 가미소풍활혈탕(加味逍風活血湯) 등(김성우 등, 2015)과 청열사습탕(清熱瀉濕湯), 인삼패독산(人蔘敗毒散) 등(최영섭, 2021)이 효과적인 것으로 연구되었습니다. 임상에서는 보험 제제로는 황련해독탕(黃連解毒湯)을, 탕약은 소풍활혈탕을 가장 많이 쓰는 것으로 보고하고 있습니다(황지혜 등, 2021).

중의학(TCM)에서도 통풍에 관한 많은 연구와 치료가 이루어졌는데, 단일 한약재도 많고, 복합 처방 약물도 많이 소개되고 있습니다만 우리나라 상황에는 맞지 않는 약재나 출처나 효과가 불분명한 처방들도 많습니다. 그중에서 가장 독성이 적고 효과가 뛰어나 여러 처방과 치료제에 가장 흔히 사용되는 한약재로, 의이인(薏苡仁), 황백(黃柏), 창출(蒼朮), 차전자(車前子), 택사(澤瀉), 천궁(川芎), 우슬(牛膝), 호장근(虎杖根), 방풍(防風), 당귀(當歸) 등 10가지(Huan Liang 등, 2021), 황백, 우슬, 창출, 토복령, 계지(桂枝), 택사, 백출(白朮), 의이인 등 8가지(Xiansu Chi 등, 2020), 또는 단삼(丹參), 대황(大黃), 호장근, 권백(卷柏), 적작약(赤芍藥) 등 5가지(Wei-Jia Chen 등, 2016)를 추천하고 있습니다. 통풍에 효과적인 복합 처방 약물 가운데서는 단연 이묘산(二妙散)과 사묘산 및 가미사묘산(加味四妙散)에 대한 소개가 많은데, 이묘산은 황백, 창출 2가지 한약재로, 사묘산은 황백, 창출에 우슬, 의이인을 더한 4가지 한약재로, 가미사묘산은 황백, 창출에 우슬, 의이인에 금은화, 토복령을 더한 6가지 한약재로 구성된 처방입니다(Fangli Zhao 등, 2015; Eric Yarnell, 2016; Ya-Fei Liu 등, 2017; Xiaoying Lin 등, 2020; H. Wang 등, 2020; Yun Jin Kim 등, 2021; Xiao-Ying Zhao 등, 2022).

천호통풍방(穿虎痛風方) 또한 여러 논문에서 그 효과가 소개되고 있는데(YanGang Wang 등, 2014; Eric Yarnell, 2016; Yao Wang 등, 2019; Huan Liang 등, 2021), 천산룡(穿山龍) 15g, 호장근(虎杖根) 15g, 인동등(忍冬藤) 30g, 방풍(防風) 15g, 위령선(威靈仙) 15g, 토복령(土茯苓) 15g, 우슬(牛膝) 15g, 천궁(川芎) 15g, 산약(山藥) 12g, 모과(木瓜) 15g, 감초(甘草) 6g, 알긴산나트륨(sodium alginate) 1g으로 구성되어 있으며, 이 처방을 분석한 결과 통풍 억제 효과가 있는 resveratrol, emodin, chlorogenic acid, dioscin 및 loganin 등의 성분이 함유되어 있는 것으로 나타났습니다.

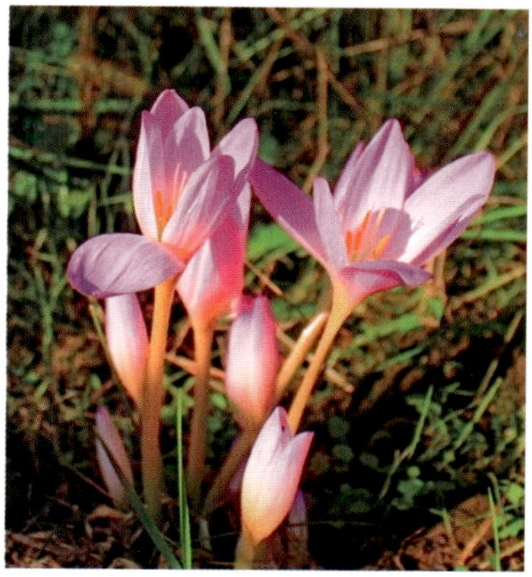

그림 7-3 통풍특효약 콜히친은 샤프란(autumn crocus)의 뿌리(bulb)에서 추출되었다.

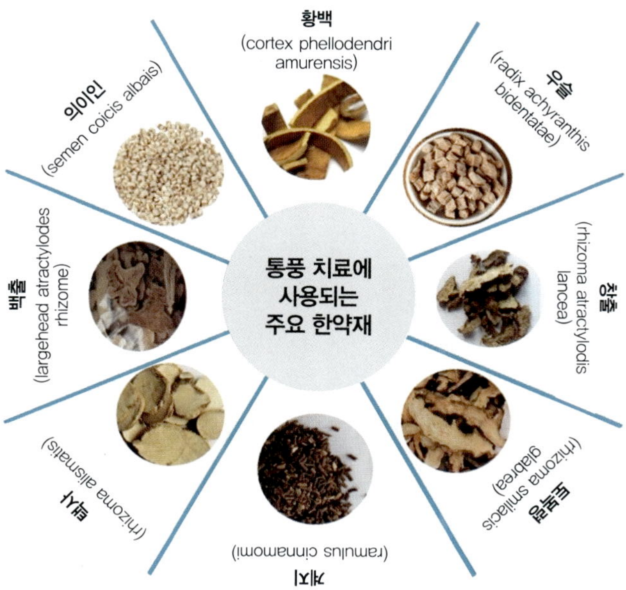

그림 7-4 통풍 치료에 효과적인 8가지 한약재

출처: Xiansu Chi et al. (2020). Chinese herbal medicine for gout: a review of the clinical evidence and pharmacological mechanisms. Chinese Medicine, 15:17.

한의약 치료 방법 권장사항

– 다양한 한의약 치료 방법을 증상과 시기에 따라 적용
– 한 가지 한의약 치료 방법보다 다른 방법과 병용할 때 효과적
– 서양의학적 치료와 함께 한의약 치료를 병행하면 더욱 효과적
– 반드시 한의사에게 진료받고 치료 받기를 권유

참고문헌

- 황지혜 등 (2021). 통풍의 한의임상진료현황-온라인(웹기반) 설문조사. Korean Journal of Acupuncture, 38(1):16-31.
- 김성우 등 (2012). 국내 한의학계의 통풍관련 논문에 대한 현황 분석 보고. 동서의학, 37(4):21-29.
- 김성우 등 (2015). 한의학에서 통풍에 관한 실험논문 현황 분석 보고. 동서의학, 40(4):15-27.
- 최영섭 (2021). 통풍 관련 한약제제에 대한 연구 논문 고찰. 지속가능경영연구학회지. 5(3):69-80.
- Yihua Fan, Chengcheng Zhu, Yue Ji, Jing Peng, Guanran Wang, Renhong Wan, Wei Liu (2024). Comparison of efficacy of acupuncture-related therapies in treating Acute Gouty Arthritis: A Network Meta-Analysis of Randomized Controlled Trials. Heliyon, 10:e28122.
- Goo, Bon-hyuk, Lee, Gam-seong, Cho, Foo-Young, Lee, Dong-Min, Park, Yeon-Cheol (2023). Acupuncture for gouty arthritis: A systematic review and meta-analysis of randomized controlled trials. European Journal of Integrative Medicine, 61:e102265.
- Won-Bock Lee, Seok-Hyeon Woo, Byung-Il Min, Seung-Hun Cho (2013). Acupuncture for gouty arthritis: a concise report of a systematic and meta-analysis approach. Rheumatology, 52:1225-1232.
- Xin-Xue Li, Mei Han, Yu-Yi Wang, Jian-Ping Liu (2013). Chinese herbal medicine for gout: a systematic review of randomized clinical trials. Clin Rheumatol, 32:943–959.

- Agency for Healthcare Research and Quality (2016). Management of Gout. Comparative Effectiveness Review, No.176.
- Li ZW et al. (1993). Controllrf study of gout arthritis treated with blood-pricking acupuncture. Chinese Acupuncture and Moxibustion. 13(4):179-182.
- S. J. Zhang et al. (2010). Treatment of acute gouty arthritis by blood-letting cupping plus herbal medicine. Journal of Traditional Chinese Medicine, 30(1):18–20.
-[Pan HL. (1997). Observation of 39 cases of gout treated with plum-blossom needling plus cupping. Zhenjiu Linchuang Zazhi, 13(3):29.
- Yun Jin Kim, Muhammad Shahzad Aslam (2021). Analysis of clinical efficacy of Si Miao decoction combine with acupuncture and cupping treatment for gout: a systematic review and meta-analysis. F1000Research, 10:176.
- 박소영, 조영제 (2016). 감국 에탄올 추출물의 통풍억제 효과. 한국식품영양과학회지, 45(6):797-804.
- Young-Je Cho et al. (2017). Inhibition Effect of Phenolic Compounds from Ultra-fine Ground Chrysanthemum indicum L. on Xanthine Oxidase. Journal of Life Science, 27(8):902-908.
- Huan Liang et al. (2021). Advances in Experimental and Clinical Research of the Gouty Arthritis Treatment with Traditional Chinese Medicine. Evidence-Based Complementary and Alternative Medicine, 8698232.
- Xiansu Chi et al. (2020). Chinese herbal medicine for gout: a review of the clinical evidence and pharmacological mechanisms. Chinese Medicine, 15:17.

- Wei-Jia Chen et al. (2016). Screening the anti-gout traditional herbs from TCM using an in vitro method. Chinese Chemical Letters, 3711.
- Fangli Zhao et al. (2015). A network pharmacology approach to determine active ingredients and rationality of herb combinations of Modified-Simiaowan for treatment of gout. Journal of Ethnopharmacology, 168:1-16.
- Eric Yarnell (2016). Herbs for Gout. ALTERNATIVE AND COMPLEMENTARY THERAPIES, 22(5):218-225.
- Ya-Fei Liu et al. (2017). The Effects of Modified Simiao Decoction in the Treatment of Gouty Arthritis: A Systematic Review and Meta-Analysis. Evidence-Based Complementary and Alternative Medicine, 6037037.
- Xiaoying Lin et al. (2020). Simiao Decoction Alleviates Gouty Arthritis by Modulating Proinflammatory Cytokines and the Gut Ecosystem. Front. Pharmacol., 11:955.
- H. Wang, H. Duan, S. Chen et al. (2020). Chinese herbal medicine simiao-san decoction for acute gouty arthritis: a protocol for systematic review and meta-analysis of randomized controlled trials. Medicine, 99, e21510.
- Yun Jin Kim, Muhammad Shahzad Aslam (2021). Analysis of clinical efficacy of Si Miao decoction combine with acupuncture and cupping treatment for gout: a systematic review and meta-analysis. F1000Research, 10:176.
- Xiao-Ying Zhao et al. (2022). Research progress of heat-clearing and dampness-removing method to improve the inflammatory microenvironment of gout. Microenvironment & Microecology

Research, 4(1):1.

- YanGang Wang et al. (2014). Chuanhu Anti-Gout Mixture versus Colchicine for Acute Gouty Arthritis: A Randomized, Double-Blind, Double-Dummy, Non-Inferiority Trial. International Journal of Medical Sciences, 11(9):880-885.
- Yao Wang et al. (2019). A Randomized Controlled Trial of Chuanhutongfeng Mixture for the Treatment of Chronic Gouty Arthritis by Regulating miRNAs. Evidence-Based Complementary and Alternative Medicine. 5917269.

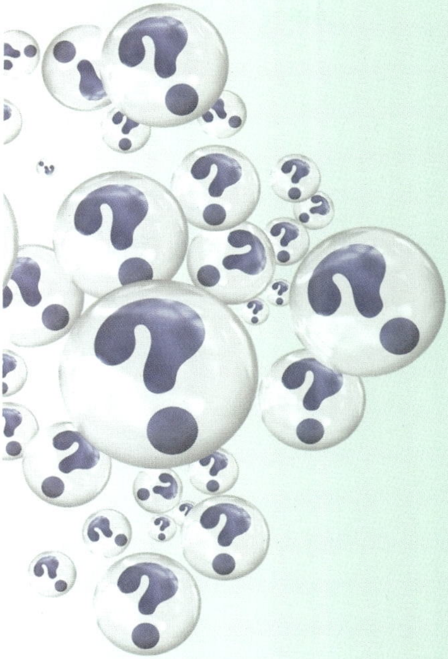

08

통풍, 운동으로 치료하기

'운동은 의학'입니다. 모든 질병 치료의 수단으로서 운동은 필수입니다. 특히 통풍의 원인과 진행 과정을 살펴볼 때, 어쩌면 운동이 궁극적인 해결책이 될 수도 있습니다. 그래서 누구나 운동을 해야 한다는 사실에는 공감하고 있습니다. 하지만 한 번 하기는 쉬워도 꾸준히 하기는 어려운 것이 운동입니다. 매일 밥을 먹는 것처럼 운동하는 것이 일상이 되어야 합니다.

8. 통풍, 운동으로 치료하기

통풍이 발생하면 다들 운동을 해야 한다는 것은 잘 알고 있습니다만 언제, 무엇을, 어떻게, 얼마나 운동해야 하는지에 대해서는 잘 모르고 있는 경우가 많습니다. 또한 약을 먹을 때 운동을 해도 되는지, 시기별로 운동 방법이 어떻게 다른지에 대해서도 확신이 없는 경우도 많습니다. 진료실에서도 운동하시라는 권유는 많이 받습니다만 대부분은 자신에게 맞는 정확한 운동 방법을 소개받지 못하고 있습니다. 통풍에 대한 운동은 통풍의 시기에 따라, 몸의 상태에 따라 적합한 운동 방법과 운동량을 정해서 운동을 하는 것이 신체에 안전하고 통풍 개선과 관리는 물론 건강 증진의 효과도 높일 수 있습니다.

1) 통풍 환자가 반드시 운동을 해야 하는 이유

(1) 신체기능 저하

통풍 환자들이 어느 날 갑자기 발생한 통증 발작 때문에 운동은 물론 걷는 것조차 힘든 상황이 된다는 것은 다 알고 있는 사실입니다. 그러나 연구 결과에 의하면, 통증 발작뿐만 아니라 무증상 고요산혈증을 가진 사람들 또한 요산이 정상인 사람들에 비해 보행속도가 느리고 신체 기능, 특히 하지의 신체 기능이 떨어지는 것으로 보고되고 있습니다(Bridget 등, 2015).

급성 통풍 발작 시기를 지나 간헐기(intercritical periods)에 접어들면서 통풍이 만성화되어 갈수록 관절이 뻣뻣해지고 근력이 감소되어 신체기능은 더욱 저하됩니다. 게다가 만성 통풍성 결절이 발과 무릎에 생기는 사람들은 발과 무릎관절의 가동범위가 줄어들고 보행 속도가 현저하게 느려지게 되며, 손에 생기는 사람들은 악력이 줄어드는 것으로 나타났습니다(Yu 등, 2004; Dalbeth 등, 2007).

이런 신체 기능의 저하는 일상생활의 불편함을 초래하여 삶의 질을 떨어뜨리는 것은 물론, 피로와 통증, 활력 감소, 우울과 불안으로 인해 삶을 피폐해지게 하는 신체적 정신적 증상들을 가져오게 됩니다. 뿐만 아니라 여러 장기와 기관의 대사능력을 떨어뜨려, 결국 각종 합병증으로 인한 통풍 환자들의 조기 사망률을 높이고 있습니다.

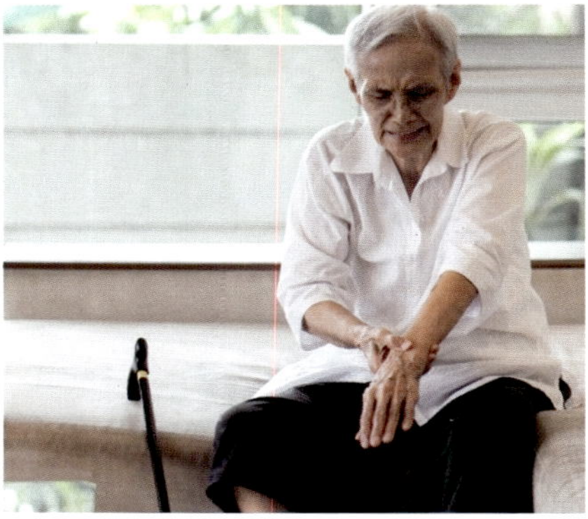
그림 8-1 통풍으로 인한 신체기능 저하

(2) 대사증후군

그래서 통풍 환자에게 운동은 해도 되고 안 해도 되는 선택 사항이 아니라 반드시 해야 하는 필수 요소입니다. 운동을 해서 혈중 요산 수치를 떨어뜨리고 유지하는 것이 궁극적인 목표이겠지만 통풍의 원인이 되는 대사증후군(비만, 당뇨, 고혈압, 고지혈)을 개선시켜 주고 통풍으로 인한 합병증(당뇨, 고혈압, 심장병, 뇌졸중, 신장병 등)을 예방하기 위한 것이 더 중요한 이유가 됩니다. 뿐만 아니라 통풍으로 인해 다양한 질병이 동반되어 이를 치료하기 위해 추가로 많은 약물이 복합적으로 사용되면서 질병의 합병증과 약물의 부작용으로 수명이 단축된다는 보고에서도 알 수 있듯이 운동은 약물 의존성을 감소시켜 주는 중요한 역할을 하게 됩니다(Kuo 등, 2011).

일반적으로 운동을 실시했을 때의 유익함은 잘 알려져 있습니다. 유산소성 운동(cardiovasular exercise)은 심폐능력을 향상시키고 지방 연소를 통해 에너지 효율을 좋게 만들어 주어 체지방을 줄여 줍니다. 근력 운동(weight training)은 근육의 비대와 근력, 파워, 근지구력을 향상시켜 주고 관절을 강화하여 관절 기능을 향상시켜 줍니다. 그런데 이런 일반적인 유익함에 더해서 통풍 환자가 반드시 운동을 해야 하는 이유 중 하나는 체온 때문입니다.

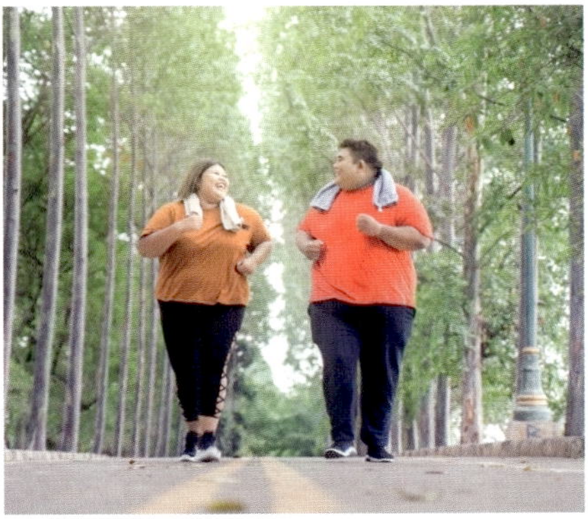

그림 8-2 대사증후군과 운동

(3) 체온

체온은 통풍 결절 형성에 중요한 영향을 미칩니다. 일반적으로 37°C의 정상 체온에서는 혈청(serum) 요산 농도가 6.8mg/dL일 때 포화상태가 되는데, 결정체는 그 이하에서 형성됩니다. 하지만 체온이 낮을수록 포화점(saturation point)도 떨어져서 35°C에서는 6.0mg/dL, 30°C에서는 4.5mg/dL인 것으로 나타났습니다(Altera 등, 1994). 이러한 사실은 통풍 결절이 주로 발이나 귀처럼 체온이 낮은 곳에 많이 침착되는 이유를 설명해 주고 있습니다. 또한 통풍 발작이 주로 체온이 낮아지는 한밤중이나 새벽에 잘 발생하고, 주로 심장에서부터 멀어서 혈액순환이 잘 안 되는 무릎 이하의 하지에 잘 발생하는 증상도 이해할 수 있게 해 줍니다(Eggebeen, 2007; Loeb, 1972). 그래서 인체의 항상성을 유지하게 만드는 규칙적인 운동을 통해 체온을 일정하게 유지할 뿐만 아니라 사지의 혈액순환을 향상시켜 손발의 온도도 높여 준다면 통풍 발작으로 인한 고통은 물론 통풍 결절에 의한 관절의 변형도 예방할 수 있게 될 것입니다.

한편 체온과는 별도로 외부 온도와 습도 등 기후의 영향으로 통풍 발작이 발생하기도 하는데, 일반적으로 북반구에서는 늦은 봄부터 초여름 사이가 통풍 발작이 가장 심한 시기라고 합니다. 특히 여름은 정맥(vein)에서의 탈수(dehydration), 낮은 코티솔(cortisol) 수치, 호중구(neutrophils)의 면역기능활동 증가, 신체활동 증가로 인한 관절 미세손상, 위험 요인들(비만, 식이, 감염 및 알코올)의 증가 등에 의해 통풍의 계절성(seasonality) 발작이 높아진다고 합니다(Sinan, 2019). 하지만 우리나라의 경우 한 국내 연구에 의하면(Hyo Jin Choi 등, 2020) 한국에서는 1년 중 계절별로는 봄에, 월별로는 3월에 가장 많은 통풍 발작이 일어난다고 합니다. 그 이유는 봄에는 기온의 일교차가 심하고 점점 더워지면서 습도의 변화도 심해지기 때문인 것으로 분석하고 있습니다.

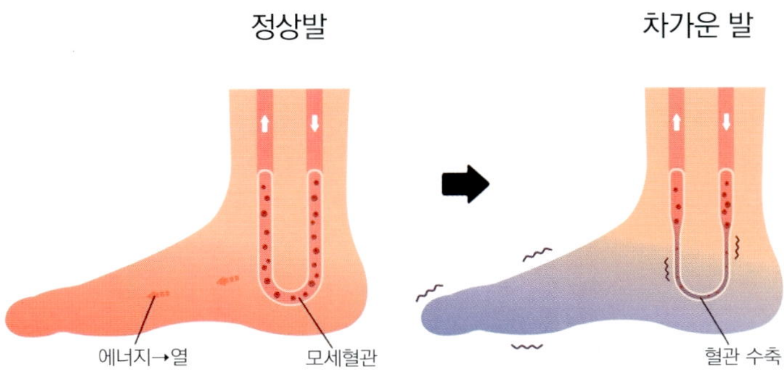

그림 8-3 체온 저하와 통증 발생

(4) 결절과 염증

혈중 요산 수치를 잘 관리하면 결절의 크기도 줄어들고 없어지기도 합니다. 하지만 약을 잘 먹어서 결절이 줄어든다고 해도 결절이 침착된 관절과 관절 조직의 약화나 강직과 같은 문제는 여전히 남아 있고, 신체활동이 부족해지면서 심폐기능이 떨어진 채로 지내게 됩니다. 그래서 근력 강화와 심폐 기능 향상의 효능을 가진 운동만이 유일한 해결책이 됩니다. 또한 적절한 운동은 염증을 억제시키고 통증을 조절해 주는 기능도 있습니다. 운동을 통해 관절과 주위 조직이 강화되는 동안 운동이 염증과 통증을 감소시켜 줄 뿐만 아니라 통증 내성을 강화시켜 통증을

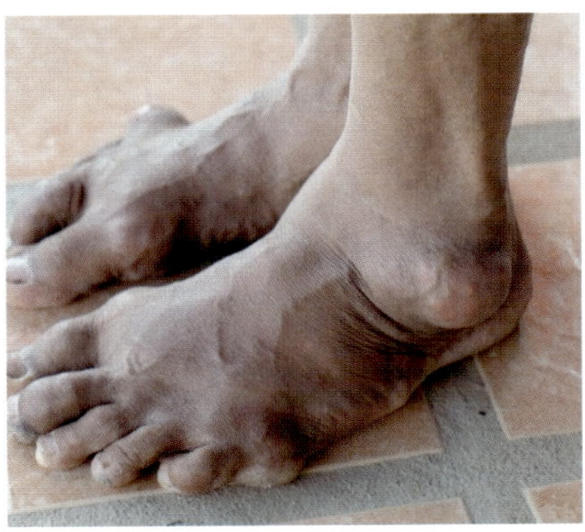

그림 8-4 통풍 결절

잘 견디는 힘도 생기게 되므로, 그야말로 운동을 함으로써 일석이조의 효과를 누릴 수 있게 됩니다(Lesnak와 Sluka, 2020; Sloan 등, 2018).

2) 운동이 요산 수치에 미치는 영향

(1) 운동량과 운동강도

오래전부터 과도한 근육운동은 고요산혈증의 원인으로 알려져 있습니다(Nichols 등, 1951). 그 이유는 근육운동을 할 때 에너지원인 아데노신삼인산(adenosine triphosphate, ATP)을 보충하기 위해 재합성되는 과정에서 퓨린 핵산 분해대사(purine nucleotide catabolism)가 활성화되면서 퓨린 생합성(biosynthesis)이 증가하게 되는데, 그 결과 요산의 농도가 증가하기 때문인 것으로 밝혀졌습니다(Fox & Marchant, 1976). 유산소성 운동 또한 지속적인 최대운동(maximum exercise)을 하거나 지칠 때까지(until exhaustion) 운동하는 동안 혈액과 소변 중에 요산이 증가하는 것으로 보고되고 있습니다. 이는 운동할 때 유발되는 탈수와 혈중 젖산농도 및 안지오텐신(angiotensin) 분비가 증가했기 때문인 것으로 보고되고 있습니다. 이런 과도한 운동을 할 때 높아진 혈중 요산은 운동 후 12시간까지 지속된다고 합니다(John 등, 1980). 그래서 과도한 중량운동이나 유산소성 운동은 모두 통풍 환자에게는 금기사항이었습니다.

하지만 이후 다른 여러 연구에서는 운동의 강도에 따라 혈중 요산의 분비가 다르게 나타나는 것으로 보고되고 있습니다. 최대산소섭취량(VO_2max)의 120% 강도로 3일 동안 연속해서 최대(maximal) 운동을 실시할 때는 안정시는 물론 운동시 혈청 요산이 지속적으로 증가했지만 65%의 최대하(sub-maximal) 운동에서는 안정시나 운동시에 증가하지 않은 것으로 나타났습니다(Green 등, 1988). 또한 최대산소섭취량의 70%로 최대하 운동을 실시한 결과에서는 혈액과 소변에서의 퓨린 기초물질(purine bases)이나 요산 분비가 감소되었습니다(Kaya 등, 2006). 이외에도 대부분의 연구 결과는 전체적인 운동량(total work output)보다 운동 강도(exercise intensity)가 혈중 요산 농도를 증가시키는 주요한 요인이라는 결론을 내리고 있습니다.

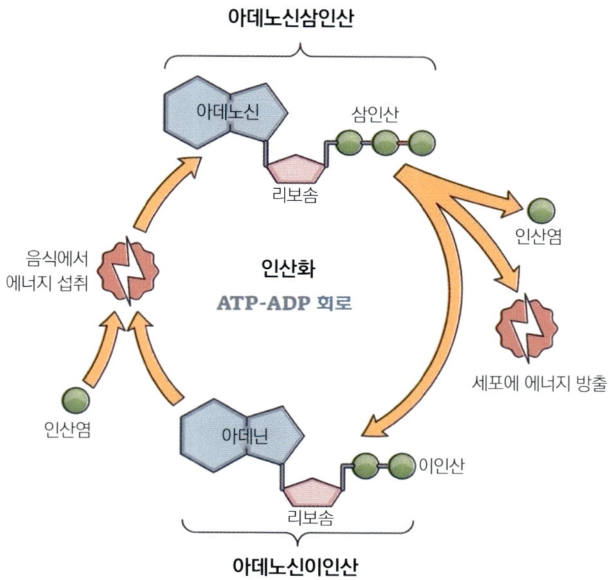

그림 8-5 운동과 ATP 대사

(2) 1회성 운동과 장기간 운동

앞서 1회성 고강도 운동에서는 운동 후에 요산이 증가한다고 하였으나 장기간 훈련 이후에는 요산이 감소하였다는 연구 결과들도 있습니다. 일주일에 3일씩 6주 동안 고강도 스프린트 훈련을 실시한 다음 최대산소섭취량의 135%로 2분 동안 테스트한 결과, 6주 전에 비해 안정시 요산 농도가 감소하였으며 테스트 후의 요산 농도도 낮아진 것으로 나타났습니다(Hellsten-Westing 등, 1993). 또한 장기간의 유산소성 운동(long-term aerobic exercise)은 혈청 인지질(serum phosphorus)을 유의하게 증가시키고 ATP와 그 대사물질(ATP and its metabolites)을 감소시킴으로써 혈청 요산을 감소시킨다고 보고하여, 장기간의 유산소성 운동이 고요산혈증을 예방하고 치료하는 유용한 방법(strategy)이라고 강조한 연구 결과도 있습니다(Yuan 등, 2018).

따라서 강도 높은 운동을 하더라도 1회성이 아니라 장기간에 걸쳐 규칙적이고 정기적으로 운동을 실시한다면 혈청 요산을 감소시킬 수 있습니다. 하지만 보다 인체에 안전하고 효과적인 운동이 되기 위해서는 갑자기 고강도 운동을 시작하지 말고 점진성의 원리(progressive)를 이용하여 최대 능력의 중간 강도에서부터 출발하여 점차 늘려가면서 고강도에 이를 수 있도록 운동할 것을 권장합니다.

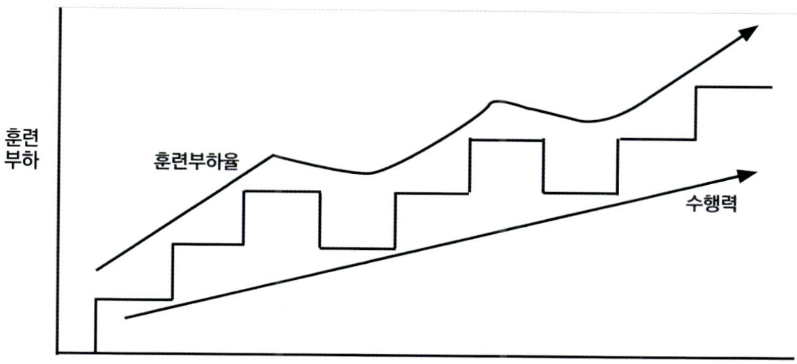

그림 8-6 운동의 점진성 원리

(3) 통풍약 복용하면서 운동하기

한편 통풍약을 복용하면서 운동을 하면 어떤 결과가 나타나는지에 대한 연구도 있습니다. 통풍약(allopurinol 300mg)을 1회 복용하고 최대산소섭취량의 70%로 최대하 운동을 실시한 결과, 혈액과 소변에서의 퓨린 기초물질(purine bases)이나 요산 분비가 감소되었지만 통풍약만 먹은 집단에서는 변화에 아무런 차이가 나타나지 않았습니다(Kaya 등, 2006). 또한 8주 동안 통풍약(allopurinol 300mg)을 복용하면서 10초 동안 고정용 자전거를 전력으로 타고 50초 동안 휴식을 취하는 스프린트 훈련을 반복한 다음 운동 전 안정시와 휴식 120분 후에 혈액과 소변의 요산을 측정한 결과, 위약(placebo)을 먹고 운동한 집단에 비해 유의하게 낮게 나타났습니다(Stathis 등, 2005).

따라서 통풍약을 복용하더라도 어떤 형태로든지 규칙적으로 운동하는 것이 통풍약만 복용하는 경우 보다 요산 수치 감소에 더 나은 결과를 가져오게 됨을 명심해야겠습니다.

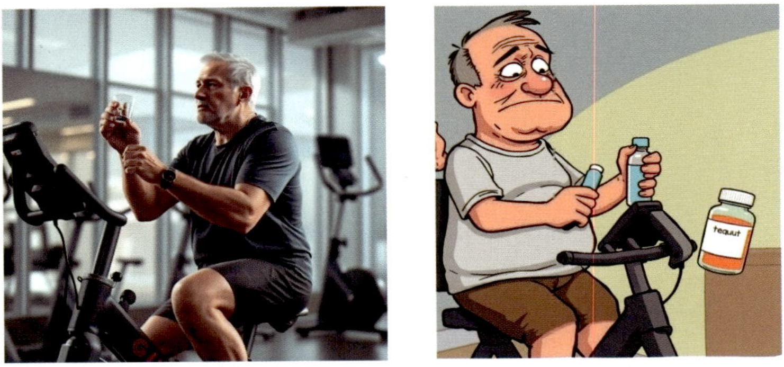

그림 8-7 약 먹으면서도 운동하기

(4) 권장되는 요산 수치 감소 운동 방법

결론적으로 1회든 지속적이든 과도한 고강도 운동을 하는 것은 통풍에 좋지 않습니다만 중간 정도 강도로나 또는 다소 높은 고강도라도 정기적으로 규칙적인 운동을 일정 시간 동안 실시하면 요산을 감소시키기 때문에 요산 감소 목적은 물론 통풍 관리에도 적극 권장됩니다.

그래서 미국질병통제예방센터(The Centers for Disease Control and Prevention, CDC)에서는 통풍 환자들에게 일주일에 5일 운동할 경우 중간 강도의 운동(moderate exercise)을 하루 적어도 30분 동안 하도록 권장하되 일주일에 3일 운동할 경우 격렬한 운동(vigorous exercise)도 허용하고 있습니다(Victor, 2010). 미국스포츠의학회(American College of Sports Medicine, ACSM)에서는 통풍을 비롯한 관절염 환자들에 대한 운동처방으로 유산소성 운동과 근력 운동을 각각 나누어 소개하고 있습니다. 유산소성 운동의 경우 일주일에 3~5일, 최대산소섭취량의 40~60% 또는 최고 여유심박수(Peak

Heart Rate)의 60~80%로, 하루 30분씩 운동하고, 근력운동의 경우 일주일에 2일에서 3일, 통증 내성으로 등척성 최대근력 비율(% Maximal Voluntary Contraction, MVC)을 결정하여 10~12회 반복하는 운동을 하도록 권장하고 있습니다(Larry 등, 2004). 하지만 이런 권장사항은 일반적인 내용이라 이 책에서는 앞으로 시기별 증상과 목표에 따른 운동 방법을 개별적으로 설명하고자 합니다.

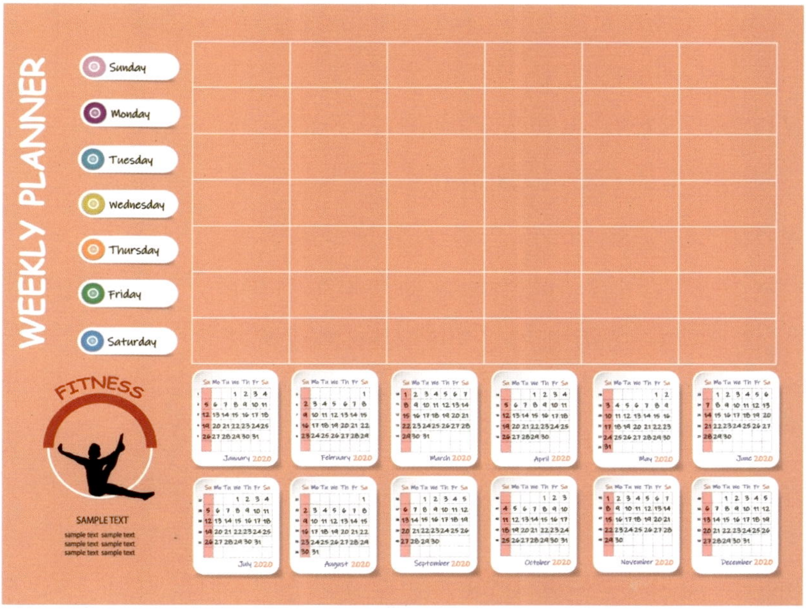

그림 8-8 일주일 동안의 운동계획표 만들어서 운동하기

3) 통풍 시기별 운동 방법

(1) 무증상이지만 요산 농도가 높은 시기(asymptomatic hyperuricemia)

이 '무증상 고요산혈증' 시기는 운동이 가장 중요하기도 하고 가장 효과적이기도 한 시기입니다. 이 시기의 운동의 초점은 **대사증후군**에 맞춰져 있습니다. 왜냐하면 통풍은 단순히 관절에 국한된 급성 염증성 질환이 아니라 대사증후군을 구성하는 주요 질환 중 하나로 생각되고 있기 때문입니다. 그래서 이 시기의 통풍은 대사증후군 개선을 통해 적절히 치료받고 관리하면 앞으로 심한 통풍발작을 예방할 수 있을 뿐 아니라 통풍의 심각한 합병증과 동반질환의 진행을 막을 수 있습니다.

아직 통증 발작이나 관절 변형 같은 증상은 없지만 혈중 요산 농도가 높은 사람들이 운동을 통해 반드시 해야 할 일은 **① 비만이 된 체중을 조절하고 ② 혈당과 ③ 혈압을 낮추는 것**입니다. 따라서 내 몸과 질병의 상태가 어떤지에 따라 운동처방의 내용도 약간씩 달라집니다. 하지만 가장 기본적인 필수사항은 운동을 통해 체중을 줄이고 인슐린 민감성을 높여야 한다는 것입니다. 왜냐하면 대사증후군의 주요한 원인이 비만(obesity)과 신체활동 부족(hypokinetic)으로 인한 체력 저하로 발생하기 때문입니다. 그래서 대사증후군에서는 비만 처치와 신체 능력 증진이 당뇨, 고혈압, 심혈관 질환을 비롯한 합병증 예방과 치료의 중점 사항이 되고 있습니다(Lakka 등, 2002).

미국 콜레스테롤 교육 프로그램(NCEP ATP-III)에서도 대사증후군 치료지침으로 신체활동 증가와 규칙적인 운동을 권장하고 있습니다. 운동의 두 가지 유형 가운데 유산소 운동은 조직의 지방축적을 억제시키고 인슐린 감수성을 높여서 비만과 당뇨 치료에 유용하며(O'Donovan 등, 2005), 염증성 지표(CRP)의 생성도 낮추어 항염증의 역할을 합니다(Pedersen, 2006). 반면 저항성 운동인 근력운동은 그동안 근력을 필요로 하는 운동 종목의 선수들이나 근육 형성을 원하는 일반인들이 근비대를 증가시키는 데 주로 이용되어 왔지만 최근 근력과 대사증후군 유병률 간에 역상관 관계가 있는 것으로 나타나 대사증후군의 치료 측면에서도 중요시되고 있습니다(Jurca 등, 2005). 특히 골격근은 당분을 소비하는 공장과 같은 역할을 하므로, 저항성 운동에 의한 근육량 증가는 인슐린감수성을 증진시켜 혈당을 낮추어 주는 것은 물론 지질대사 개선과 혈압 감소에도 효과적인 것으로 나타났습니다(Cuff 등, 2003; Janssen 등, 2002).

이러한 운동의 효과를 확인하기 위해서는 목표에 맞는 적절한 운동프로그램을 작성하고 실시한 다음, 최소 3개월에서 6개월마다 혈중 요산 수치를 확인하는 것이 필요합니다.

① 복부 비만 감소를 위한 운동

대사증후군의 가장 근본적인 원인은 복부 비만입니다. 그것도 운동부족이나 신체 비활동으로 인해서 유발된 복부 비만입니다. 몸을 움직이지 않아서 복부 비만이 됨으로 인해서 심혈관질환의 위험인자들이 유발되고 당뇨도 오게 되기 때문입니다. 따라서 근본적인 해결책은 몸을 움직여서 체지방, 특히 복부 비만을 줄이는 것입니다.

복부 비만이 당뇨와 고혈압으로 발전되는 과정을 살펴보면, 복부 비만이 되면 지방조직에 유리지방산이 증가하게 되어 높은 중성지방과 낮은 HDL-콜레스테롤과 함께 고혈압 유발이 촉진되고(Shulman, 2000), 인슐린 저항성 때문에 인슐린에 의해 매개되는 근육으로의 당 유입이 저해되어 혈당이 높아지게 됩니다(Felber 등, 1993; Kelly 등, 1996). 그래서 복부가 비만한 사람들에게 운동은 체지방 감소는 물론 지방산의 산화능력과 혈관 기능 증대 및 인슐린 감수성 향상을 위해 필수적입니다. 왜냐하면 운동을 해서 복부지방이 감소되면, 복부 비만 증가 때와는 반대로 지방조직에 유리지방산(free fat acid) 유입이 억제되면서 중성지방을 낮추고 HDL-콜레스테롤을 증가시키며 혈압 및 혈당을 감소시켜 주기 때문입니다(Katzmarzyk 등, 2003).

i) 유산소성 운동

비만에 가장 효과적인 운동은 유산소성 운동입니다. 왜냐하면 유산소성 운동은 지방을 주된 에너지원으로 써서 복부 지방조직에 지방이 축적되는 것을 억제시켜 주기 때문입니다(O'Donovan 등, 2005). 미국스포츠의학회(ACSM)에서 권장하는 비만 해결을 위한 유산소성 운동 방법은 다음과 같습니다.

운동은 빈도(Frequency), 강도(Intensity), 시간(Time)을 운동 목적과 체력 상태에 잘 맞추어 주는(FIT) 것이 중요합니다. 비만을 위한 일반적인 유산소성 운동 방법은 **일주일에 3일씩의 빈도로, 최대 유산소 능력의 50%의 강도로, 하루 30분의 시간 동안**하는 것으로 출발합니다. 4주 후에 운동량을 10%씩 증가시켜 일주일에 5일,

최대능력의 80%, 하루 1시간이 되면 그 운동량을 유지하면 됩니다(ACSM, 2013).

최대 유산소 능력의 50%는 운동부하검사(Exercise Stress Test) 기기와 같은 정밀 검사를 통해 최대산소섭취량(VO_2max)을 측정해서 운동하는 것이 가장 정확하지만 실제로 가정에서나 개인적으로 운동부하검사를 적용하기가 어렵습니다. 그래서 실생활에서 시계 하나만 있으면 쉽게 적용할 수 있는 심박수를 이용하면 좋습니다. Kavonen(1965)의 공식에 의해 목표심박수(Target Heart Rate, THR)를 [안정시 심박수 + (최대심박수 − 안정시 심박수)×운동강도]로 계산하면 됩니다. 단, 목표심박수에 의한 운동강도가 중간 정도의 강도일 때는 산소섭취량에 비해 10% 정도 낮기 때문에 최대 유산소 능력의 50%를 구할 때 60%를 곱하면 됩니다. 계산 공식에서 최대심박수는 [220−자기나이]로 계산하면 되고, 안정시 심박수는 아침 기상시 또는 30분 정도 의자에 앉아 있다가 1분 동안 잰 심박수로 정하면 됩니다.

운동 종목으로 걷기, 달리기, 자전거 타기, 수영 등의 유산소성 운동을 대표적으로 권하지만 관절에 무리가 없으면서 운동 시간이 30분 이상 걸리고 주로 대근육군을 많이 사용하는 운동이라면 어떤 운동이든지 괜찮습니다. 처음 2개월은 운동을 습관화하는 적응기로 하고, 그다음 4개월은 운동 능력을 향상시키는 시기로 하고, 그다음 6개월은 향상된 운동능력을 유지하는 시기로 해서 매일 치료제라고 생각하고 운동하면 됩니다.

최근 비만 해결을 위한 체지방 감소에 효과적인 운동 시간대에 대한 연구 결과들이 관심을 받고 있습니다. 모든 연구가 똑같이 일

치하진 않지만 대부분 식사 전 공복시 유산소 운동은 지방 소모 비율을 높여 비만 개선에 더 좋고, 식사 후 유산소 운동은 당을 에너지원으로 써서 혈당 관리에 더 좋다는 결론을 제시하고 있습니다(Derave 등, 2006; Gonzalez 등, 2013; Shimada 등, 2013; Van Proeyen 등). 하지만 체내 에너지원이 부족한 상태에서의 아침 공복 운동이 코티졸과 같은 스트레스 호르몬 농도를 더 높이고, 젖산과 같은 피로물질을 증가시키고, 근육 단백질 합성 저하로 근육량 감소가 나타나는 등의 부정적인 영향도 많이 나타나는 것으로 보고되고 있습니다(Balsom 등, 1999; Purnell 등, 2009). 따라서 무리하지 않는 정도의 유산소 운동이라면 공복이나 식후를 따지기보다는 개인별 생활습관에 맞는 편한 시간대에 운동을 하는 것이 더 좋습니다.

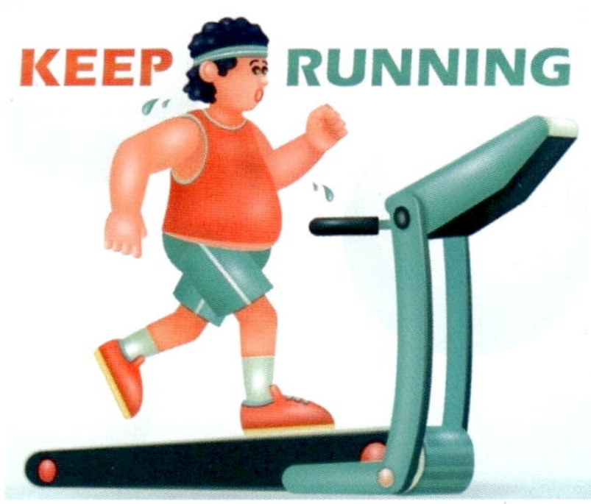

그림 8-9 복부 비만자의 달리기

하지만 운동을 한다고 해서 체중이 갑자기 줄어들지 않을 뿐더러 체중 감소나 감량된 체중을 유지하기 위해서는 주당 200분 이상의 운동량 또는 2,500kcal 이상의 에너지 소비가 요구된다는 연구(신윤아 등, 2016)를 살펴보더라도, 운동을 점진적으로 늘려가면서 꾸준히 하는 것이 중요합니다. 운동을 통해 체지방을 줄여서 체중을 감소시키고자 하는 목표는 일주일에 0.45kg, 한 달에 1.8kg을 안전한 범위로 권장하고 있습니다(Stunkard, 1980).

ii) 분할운동

일반적으로 비만 개선을 위한 유산소성 운동은 30분 이상 지속적으로 운동할 것을 권장하지만 시간이 없는 분들은 시간을 나누어서 해도 됩니다. 15분씩 두 번 또는 10분씩 세 번을 나누어서 일주일에 3일부터 시작하여 4주마다 하루씩 늘려가며 일주일에 5일을 12주 이상 운동할 수 있다면 한 번에 30분을 지속적으로 하는 것과 동일한 효과가 나타납니다(Skyes 등, 2004). 이것을 분할운동(split exercise)이라고 하는데, 연구 결과 비만에도 효과적인 것으로 보고되고 있습니다(홍지영, 옥정석, 2009).

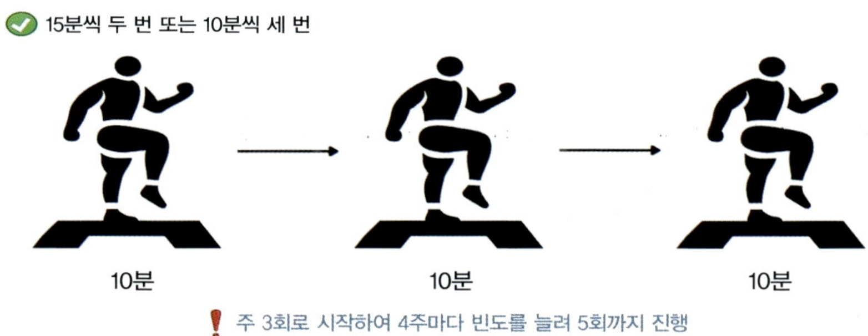

그림 8-10 분할운동(나누어 운동하기)

iii) 고강도 간헐적 운동

비만에 효과적인 운동 방법은 운동 강도를 높이는 것보다는 운동시간을 길게 하는 것입니다. 그래서 일반적으로 중강도의 지속적 유산소 운동이 권장되는 것이 대부분입니다. 하지만 비만 개선, 혈압 감소, 근질환 개선 및 당뇨병 치료와 같은 중강도 지속적 운동(moderate−intensity continuous exercise, MICE)의 장점에도 불구하고 지속성에 대한 부담감과 현대인들의 시간 부족 때문에 최근 들어 발표되고 있는 고강도 간헐적 운동(high−intensity intermittent exercise, HIIE) 또는 고강도 인터벌 트레이닝(high−iintensity interval training, HIIT)이 새롭게 각광받고 있습니다(ACSM, 2013).

고강도 간헐적 운동은 짧은 시간 고강도 운동을 한 후 휴식하기를 반복하는 방법과, 고강도 운동 후 저강도나 중강도 운동을 반복적으로 적용하는 방법이 있습니다. 고강도 수준은 거의 최대운동강도에 가까운 수준으로 최대심박수 기준 80% 이상을 발휘하는 수준으로 수행되며, 스프린트 운동선수의 경우 전속력(all−out) 이상 수준에 해당하는 강도로 수행됩니다. 비슷한 방식이지만 여러 가지 운동 종목들 사이에 휴식 시간을 최대한 짧게 하면서 연속적으로 운동을 수행하는 방법을 서킷 트레이닝(circuit training)이라고 합니다.

이러한 고강도 간헐적 운동 방법은 운동 중에 증가하는 카테콜라민이 피하지방의 지방 산화를 유도하여 체지방률을 현저하게 감소시키고(Trapp, 2007), 운동 후에는 식욕을 감퇴시켜 음식섭취를 낮추는 효과를 갖고 있는 것으로 밝혀졌습니다(Bilski 등, 2009).

이와 함께 인슐린 저항성을 개선시켜 당뇨병과 관련된 대사 위험 요인을 개선시켜 주며(Trapp 등, 2008), 최고산소섭취(VO_2peak)를 증가시켜 심혈관계와 골격근 기능을 향상시키는 데 효과적인 것으로 보고되고 있습니다(Pattyn 등, 2014).

대표적인 고강도 간헐적 운동은 타바타(tabata) 방법입니다. 일본의 미즈미 타바타 박사가 스피드스케이팅 대표팀을 위해 개발한 훈련 방법인데, 20초 동안 전력 질주로 운동 후 10초 동안 휴식하기 8번 반복을 4분 동안 실시하여 운동 효과를 최대한으로 끌어올릴 수 있는 간헐적 운동 방법으로 체중감소에 큰 효과가 있다고 합니다(김범준 등, 2022). 고요산혈증이나 통풍 환자들의 경우 나이가 젊고 관절과 근육 상태가 괜찮다면 도전해 보면 좋습니다.

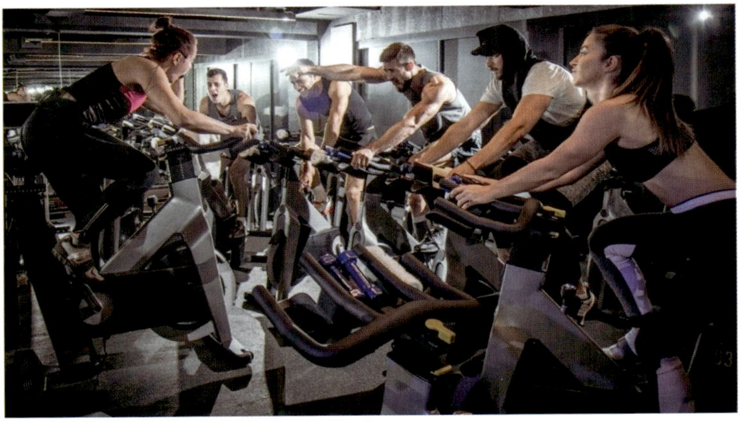

그림 8-11 고강도 간헐적 운동
(HIIE, 고강도와 저강도를 반복하는 운동)

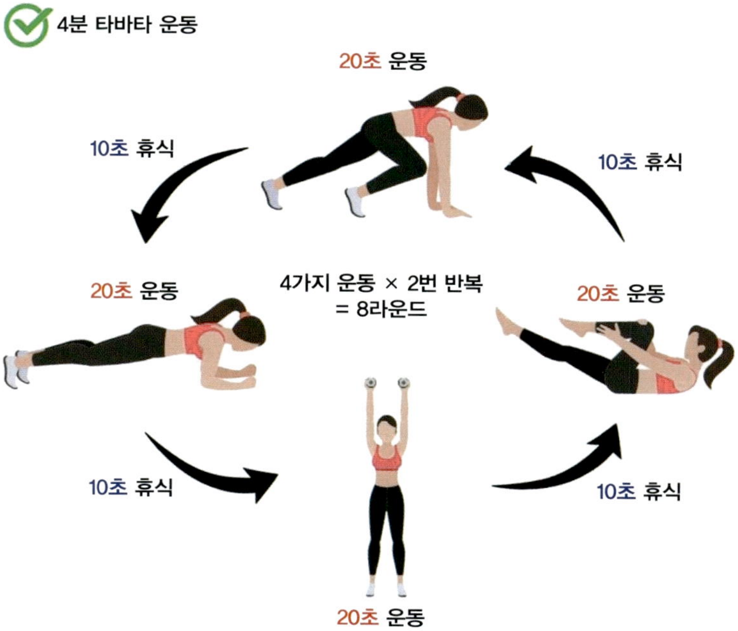

그림 8-12 타바타 운동 응용(고강도 간헐적 운동)

iv) 복합운동

복합운동은 유산소성 운동과 함께 웨이트운동 같은 근력운동 또는 밴드운동 같은 저항성 운동을 차례대로 실시하는 운동 방법으로, 체지방 감소에 효과적이라 권장되고 있습니다(Bateman 등, 2011). 물론 유산소성 운동이 복부지방 감소에 이점이 있지만 저항성 운동도 근육량 증대로 인한 대사율을 높여 유산소 운동의 이득을 더욱 증가시켜 주게 됩니다. 이로 인한 복부지방 감소는 비만 환자에서 인슐린 작용을 저해시키는 유리지방산을 낮추어 지질분해와 혈관확장 작용에도 긍정적인 영향을 주게 됩니다(Poehlman

등, 2002). 따라서 유산소와 저항성의 복합운동 적용은 대사증후군 지표를 개선시켜 심혈관질환 발생 위험을 낮추고 비만을 개선하는 데 효과적인 중재치료라고 평가되고 있습니다(김형돈 등, 2011; 박정민 등, 2017).

일반적으로 복합운동은 유산소성 운동과 근력운동을 각각 30분씩 하는 것이 권장됩니다. 이때 근력운동은 측정을 통해 자신이 한 번에 들 수 있는 최대무게(one repetition of maximum, 1 RM)의 50%를 정해, 1 또는 2세트씩, 세트당 12~15회로, 상지 4~5종류와 하지 4~5종류의 운동을 실시하는 것으로 시작하여, 4주 후에 무게는 10%씩, 세트 수는 1, 3, 5 또는 2, 4, 6세트로 점차 늘려가면 됩니다. 운동량이 점차 늘어도 무게는 70% 이상 올리지 말고 세트 수나 세트당 횟수를 늘리는 방식을 택해야 체지방 감소에 유익한 근력운동이 됩니다.

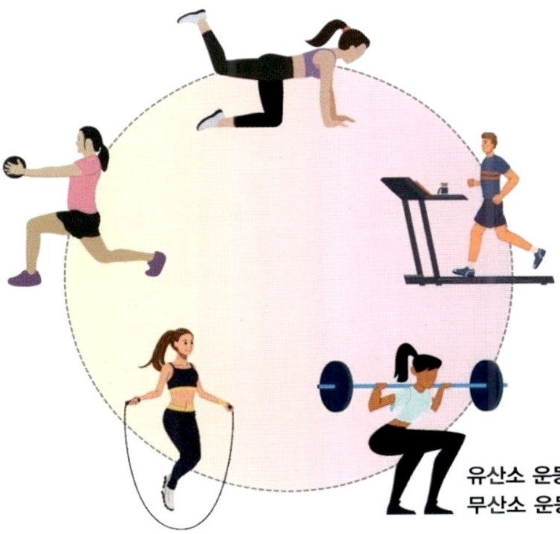
유산소 운동: 지방 연소
무산소 운동: 기초대사 향상

그림 8-13 복합운동 방법

v) 니트운동

니트(NEAT)는 Non-Exercise Activity Thermogenesis(비운동성 활동 열생성)의 약자입니다. 니트운동은 일상생활에서의 모든 신체 활동을 통해 소비되는 에너지를 누적한 것으로, 일상적인 신체활동량을 증가시켜 에너지 소비를 늘리게 되면 비만을 예방하고 만성질환의 위험을 낮추는 데 효과적인 것으로 알려져 있는 운동입니다(Kotz & Levine, 2005). 생활 속에서의 니트 다이어트는 같은 움직임이라도 조금 더 신경 쓴다면 특별히 운동하지 않고도 칼로리를 소모할 수 있다는 것입니다.

예를 들어, 지하철에 앉아서 갈 때 36kcal에 비해 서서 갈 때는 58kcal, 할인점에서 카트 이용시 66kcal에 비해 바구니 이용시 115kcal, TV 볼 때 가만히 앉아 있기가 36kcal인 반면 허리에 힘주고 앉아 있기가 54kcal, 앉아서 전화 통화하기 34kcal에 비해 서서 통화하기 66kcal, 조용히 대화하기 33kcal인 반면 크게 떠들기 58kcal, 집안 일 할 때 가벼운 청소가 69kcal인 반면 춤추며 하기가 150kcal, 앉아서 빨래개기가 43kcal인 반면 서서 빨래개기가 87kcal로 더 많이 소비되는 것으로 나타났습니다.

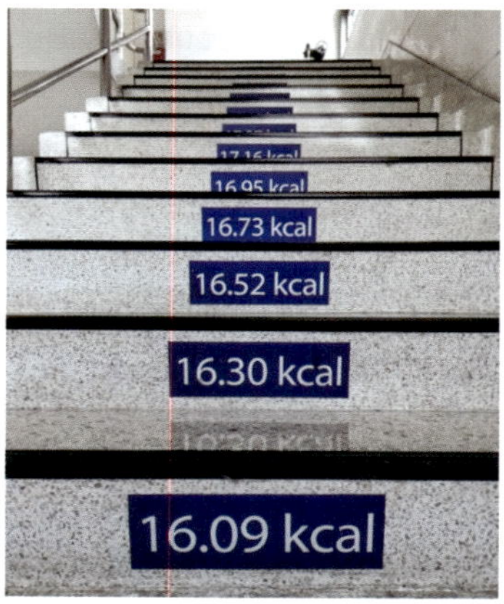

그림 8-14 계단 이용 니트운동의 소비 칼로리 예

따라서 연구 결과 니트운동은 비만뿐만 아니라 대사증후군에도 긍정적인 효과를 가지고 있는 것으로 보고되고 있습니다(강승애, 2012; Levine 등, 2000).

② 혈당 감소를 위한 운동

운동은 약물요법, 식이요법과 함께 모든 당뇨 치료에 있어 매우 중요한 요소이며, 특히 제2형 당뇨병 환자에게 있어서는 더욱 중요합니다. 대사증후군에 있어서도 마찬가지로 혈당이 높은 분들은 일정한 시간에 하는 규칙적인 운동이 무엇보다 중요합니다. 부적절한 운동 방법으로 인해 당조절 대사의 악화, 저혈당, 망막증, 근골격계 및 연부조직(soft-tissue)의 상해, 복합적인 발상해, 심근경색과 같은 건강상의 악화를 초래 할 수도 있기 때문에 자신의 체력에 맞는 적절한 운동을 선택하여 올바르게 실시하는 것이 중요합니다(지용석 등, 2001).

혈당 강하를 위해 유산소성 운동을 할 경우, 미국스포츠의학회(ACSM, 2013)에서 추천하는 FITT 항목과 방법에 따라 실시하면 됩니다. 즉, 운동 빈도(**F**requency), 운동 강도(**I**ntensity), 운동시간(**T**ime), 운동 유형(**T**ype)을 잘 정해서 운동하면 됩니다.

i) 운동 빈도는 최소 주당 3일부터 시작하며, 가능하면 칼로리 소비를 최대로 하고 최적의 혈당을 위해 매일 실시하도록 점차적으로 늘려가시면 됩니다.

ii) 운동 강도는 최대산소섭취량(VO_2max)의 50~85%로 실시하면 됩니다만 가정에서나 개인적으로 운동부하검사를 실시하기는 힘들기 때문에 일반적으로는 목표심박수의 60~90%로 하거나 운동자각도(RPE) 10~16에서 실시하는 것이 권장되고 있습니다. 특히 운동자각도 10~16은 매우 가볍다(VERY LIGHT)에서 힘들다(HARD) 사이로 심박수가 불안정한 환자들에게 매우 바람직합니다.

iii) 운동 시간은 준비운동, 본운동, 정리운동 시간을 모두 합한 것인데, 준비 운동을 5~10분간 실시하고, 본운동을 20~60분간 시행 후, 정리 운동을 5~10분간 실시하면 됩니다. 처음에는 최대심박수의 50%로 매일 식후 30분 후에 혈당이 가장 높을 때 시작하여 30분 정도 지속하는 것이 효과적입니다. 인슐린의존형 당뇨일 경우에는 10분으로 시작해서 점차 30분 정도까지, 인슐린비의존형 당뇨일 경우라도 1시간을 넘지 않도록 하시는 것이 좋습니다. 운동 전후에 혈당을 측정하면서 하면 더 안전합니다. 4주 후에 10%씩, 10분씩 증가시키되 최대심박수의 90%, 1시간, 주당 5~7일이 될 때까지 상태를 보면서 늘려 가면 됩니다.

iv) 운동 유형에 있어서 유산소 운동은 특별한 환경이나 기구가 요구되지 않는 걷기와 조깅이 기본적입니다만 체력 상태에 따라 자전거, 수영, 배드민턴, 계단 오르내리기도 좋습니다. 걷기는 1시간 동안 손뼉치며 만보 걷기를 목표로 해 보시기를 권해 드립니다. 바깥에 나가기 힘든 날은 만보기를 차고 실내에서 제자리 걷기나 사각형 걷기, 8자 걷기, 지그재그 걷기 등을 고안해서 재미있게 해도 됩니다.

근력운동 또한 필요합니다. 당뇨에 근육운동을 해야 하는 이유는 근육이 혈당을 쓰는 공장이기 때문입니다. 그래서 근육량을 증가시키기 위한 적절한 저항성 운동 또는 웨이트 트레이닝을 포함시켜야 합니다. 근육량 증가와 인슐린 저항성의 증가를 위한 근력운동을 할 경우에도, 상체 4~5개, 하체 4~5개의 기구를 선정하여 주당 2회, 1세트당 10~15회를 반복할 수 있는 가벼운 무게를 이용하여 1~2세트부터 실시하는 것이 권장됩니다. 근력운동은 헬스장에서 웨이트기구를 이용해서 해도 되지만 집에서 아령이나 고무 밴드를 이용해서 해도 되고, 윗몸일으키기나 팔굽혀펴기처럼 자기 체중을 이용하는 맨몸운동인 바디웨이트(body weight) 운동을 해도 됩니다. 만일 유산소성 운동과 근력운동 두 가지를 함께 하는 복합운동을 할 경우 격일로 따로 하거나 매일 두 가지를 함께 하는 운동방법 모두 권장됩니다(Reid 등, 2010).

그런데 혈당 저하를 위한 운동의 경우 운동시 주의사항이 있습니다. 운동을 처음 시작하는 경우에는 약 한 달간 운동 전·중·후에 혈당 체크 등을 실시하여 저혈당을 예방하고 안전한 운동이 되도록 해야 합니다. 만약 혈당 조절이 안정적이라면 주 1회로 측정간격을 조절할 수도 있습니다. 만일 1형 당뇨병의 경우라면 운동이 인슐린 농도에 많은 영향을 미치기 때문에 운동시에는 운동 전·중·후에 반드시 혈당을 측정해야 합니다. 또한 운동 전에는 투여 인슐린 단위를 1~2단위 줄이거나, 운동 30분 전에 10~15g의 탄수화물을 섭취하고 운동에 참여하는 것이 바람직합니다(Brian 등, 1999). 혹시라도 운동 중에 어지럽고 식은 땀에 나면서 몸이 떨리고 의식이 저하되는 등의 저혈당 증세가 나타날 수 있으므로 사탕이나 초콜릿을 주머니에 넣고 운동하는 것이 좋습니다.

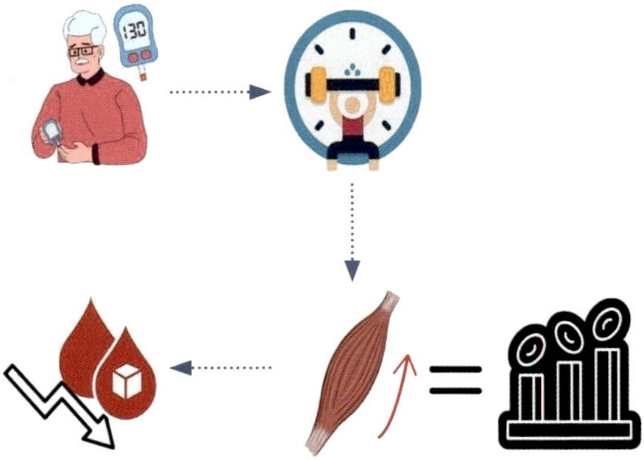

그림 8-15 당뇨 환자 운동

③ **혈압 개선이 운동 목표인 경우**

일반적으로 고혈압이 있는 사람은 근력운동보다는 주로 유산소성 운동을 장시간하는 지구성 운동을 권합니다. 왜냐하면 운동을 하면 혈압을 상승시키는 근력운동과 달리 지구성 운동은 혈압 증가의 크기를 감소시키고 시간이 지남에 따라 혈압 감소 효과가 나타나기 때문입니다. 사실 한 번의 유산소성 운동으로도 혈압 감소가 나타나기도 합니다. 최근 연구에 의하면 고혈압이 있는 사람들에게 적당한 강도의 활동적인 운동강도로 30~45분 동안 운동시켰더니 1시간에서 3시간 동안 수축기 혈압이 10~20mmHg가 감소되었는데, 이런 반응이 9시간 이상 지속되었다고 보고했습니다(ACSM, 2016).

하지만 이런 결과는 말초혈관 확장보다는 1회 박출량의 일시적인 감소에 의해 조절된 것이라 미국스포츠의학회(ACSM, 1993)에서는 일찍부터 고혈압을 위한 보조치료 수단이자 고혈압 발생률을 줄이기 위한 예방 전략으로 규칙적인 유산소성 운동을 제시하였습니다. ACSM에서 제시하고 있는 고혈압 환자를 위한 운동처방은 **i) 대근육군을 주로 사용하는 유산소성 운동으로, ii) 일주일에 3일에서 7일 동안, iii) 하루에 20분에서 60분간, iv) 최대산소섭취량의 50%에서 85%까지** 하는 것입니다. 재미있는 사실은 좀 더 낮은 운동강도(최대산소섭취량의 40%에서 70%)를 지속적으로 운동할 때가 높은 강도일 때보다 안정시 혈압이 더 낮아지는 것으로 밝혀졌습니다. 특별히 혈압이 크게 높은(180/110mmHg) 사람들은 식이요법과 초기 약물치료 후에 반드시 지구성 운동을 실시해야 합니다(ACSM, 2013).

연구 결과, 동적인 지구성 운동(dynamic endurance exercise)은 수축기/이완기 혈압을 평균 7/5mmHg 낮추어 주는 것으로 나타났습니다. 이 결과가 중요한 것은 수축기나 이완기 혈압이 3mmHg 떨어지면 관상동맥 심장 질환(coronary heart disease)의 위험은 5%, 뇌졸중(stroke)은 8%, 모든 원인에 의한 사망률(all−cause mortality)을 4%나 낮추어 주기 때문입니다(Lewington 등, 2002).

무게를 드는 근력운동이나 체중부하를 이용한 저항성 운동의 경우 오직 근력운동이나 저항성 운동만 하는 것은 고혈압이 있는 사람들에게는 권장되지 않습니다. 써키트 웨이트 트레이닝을 제외하고는 혈압을 낮추어 주지 못하기 때문입니다. 오직 낮은 무게를 반복적으로 하는 근력운동이 처음에 실시하던 유산소성 운동과 조화를 이룬 복합운동 프로그램이 될 때만 추천할 수 있습니다. 최근의 여러 연구 결과에서는 유산소성 운동과 저항성 운동의 복합운동(combination exercise training)이 안정시 혈압을 낮추어 줄 뿐만 아니라 운동 후 수축기와 이완기 혈압을 유산소성 운동 수준만큼 또는 그 이상으로 낮추어 주는 것으로 보고하고 있습니다(Pescatello 등, 2015).

고혈압이 있는 분들의 운동에도 주의사항이 많습니다. 일단 혈압에 영향을 미치는 운동하는 때도 중요한데, 과식 후나 포만감이 심할 때의 운동은 금지됩니다. 또한 야외에서의 운동은 기온이 따뜻한 시간대인 오전 늦게나 오후에 해야 하며, 새벽에는 심장에 부담을 주고 혈압을 상승시키므로 피해야 합니다. 또한 주말에만 몰아서 운동하는 것도 근육과 혈관에 갑작스러운 무리를 주기 때문에 좋지 않습니다

정상적인 상황에서도 운동하는 동안 수축기 혈압을 상승시키는 것으로 알려져 있으므로, 혈압이 높거나 혈압약을 복용하는 사람들은 운동을 할 때 운동 강도나 운동의 유형에 주의해야 합니다. 특히 베타차단제 같은 혈압약을 복용하고 있는 분들은 혈압약이 심박수를 낮추므로 목표로 하는 심박수에 도달하기 어렵게 만들기 때문에 운동 강도 조절에 주의해야 합니다.

등척성 운동도 피해야 합니다. 등척성 운동은 힘을 쓸 때 근육의 길이는 변하지 않고 무게가 무거워지는 운동인데, 무거운 물건을 들고 옮기거나 고정된 것을 움직이려고 하는 것이 등척성 동작에 해당합니다. 일상생활에서도 등척성 동작과 같은 발살바 동작을 피해야 합니다. 발살바 동작은 화장실에 쪼그려 앉아서 일 보는 자세가 이 동작에 해당합니다. 바닥에 쪼그려 앉아서 일하시거나 아랫배에 힘이 들어가는 동작을 하는 분들은 조심해야 합니다.

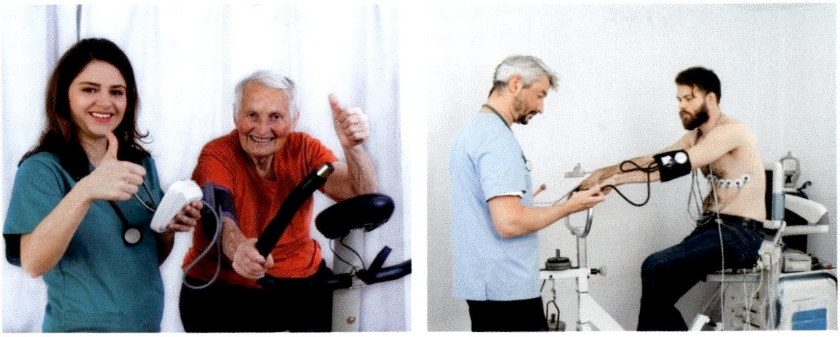

그림 8-16 고혈압 환자 운동

(2) 급성 통풍 발작 시기(acute attacks)

무증상 시기에 체내에 과다해진 요산나트륨(monosodium urate) 결정들이 관절 활액, 연골, 뼈, 힘줄, 관절낭 등의 조직에 침범하여 염증반응(inflammatory attack)을 일으키면 갑자기 극심한 통증과 발적, 부종이 나타나게 됩니다. 이 급성 통증 발작의 시기에는 운동은 물론 신체활동도 어렵기 때문에 약물이나 주사 치료와 함께 염증 증상을 안정화시키기 위한 처치가 더 중요합니다.

그동안 연구와 사례수가 부족하여 찬반 양론이 있긴 합니다만 본인의 경험을 바탕으로 급성 통풍 발작 시기에 RICE 구급처치를 권장합니다. RICE는 안정(Rest), 얼음(Ice), 압박(Compression), 거상(Elevation)의 4가지 방법의 영문 이니셜을 딴 것인데, 이 중에서 가장 핵심적인 처치법은 얼음입니다. 일단 20~30분 이상 잘게 부순 얼음으로 발가락이나 발목 부위의 통증과 발적, 발열 부위를 중심으로 관절 전체를 싸 주기를 반복하면 됩니다. 얼음 치료에 관한 체계적 리뷰 논문(Alana 등, 2021)에서도, 급성 통풍 발작 환자의 대부분이 얼음 치료가 더 효과적이었다고 응답했다는 설문 결과와 30분 동안 하루 4번의 젤 얼음팩을 국소 적용한 집단에서 통증이 더욱 개선되었다는 연구 결과들을 소개하고 있습니다. 동물실험 결과(Tavares 등, 2022)에서도 20분 동안의 얼음물 침수가 부종을 줄이고, 활액 내의 백혈구 수치를 감소시켰다고 보고하고 있습니다.

주사나 약물로 발작적인 통증이 조금씩 줄어들면 가벼운 스트레칭 시작하기를 권합니다. 통증으로 인해 관절을 움직이지 않으면 근육의 위축이 발생하기도 하지만 관절의 유착이나 구축이 진행되기도 합니다. 그래서 통증이 없는 범위 내에서 조금씩 움직이고 점차 각도를 증가시키면서 스트레칭해야 합니다. 이때 통증이 있어도 참고 스트레칭하거나 과도한 스트레칭은 하지 않도록 주의해야 합니다.

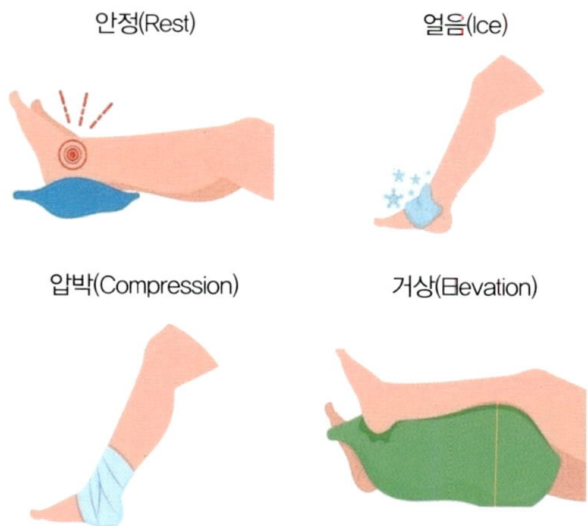

그림 8-17 RICE 구급법

(3) 간헐적으로 통증 발작이 발생하는 시기(intercritical periods)

이 시기는 꾸준히 지속적으로 운동하는 것도 중요하지만 통증 상황과 요산 수치를 봐 가면서 엄격히(critical) 운동을 조절해서 해야 하는 시기입니다. 왜냐하면 통증이 있을 때는 운동을 조심해야 할뿐더러 반대로 운동으로 인해 통증이나 부종, 발적, 발열 등의 염증 증상이 악화될 수도 있기 때문입니다. 그래서 조심스런 운동 강도 설정을 통해 통풍 발작에 유의하면서 운동하고, 관절 상태가 좋지 않거나 통풍 발작의 조짐이 보이면 수시로 요산 농도를 측정해 봐야 합니다.

발생했던 통증 발작이 없어지면서 안정기에 접어들면, 칼로리 섭취를 제한하면서 운동을 통해 칼로리를 더 소모하는 것이 요산 관리에 중요합니다. 안전성(safety)을 위해서 일단 평소에 해 오던 운동의 절반 수준으로 운동 강도를 조절해서 시작해야 합니다. 그래도 관절이 아프거나 붓거나 벌게지는 염증반응이 발생한다면 다시 절반 수준까지 낮추어 운동하고 괜찮으면 조금씩 증가시키는 점진적 운동 방법(progressive exercise)을 실시해야 합니다.

이때는 근육 운동 보다는 가벼운 걷기나 조깅같은 유산소성 운동이 권장되며, 만일 관절 증상은 없지만 요산 수치가 높다면 체중부하를 최소화하면서 운동할 수 있는 고정용 자전거 타기나 수중운동을 하시면 됩니다(Yamanaka, 1992). 특히 수중운동(aquatic exercise)은 부력(buoyancy)과 정수압(hydrostatic pressure)으로 인해 연골하 압력(subchondral pressure)이 저하되어 통증을 감소시켜 주며, 약 33~35℃ 정도의 물 온도는 근육의 경직을 없애주고 근골격계의 이완을 유도함으로써 통증을 줄여 주는 것으로 알려져 있습니다(Campion, 1998).

점차 운동 능력이 좋아지더라도 운동 강도 설정에 유의해야 하는데, 그 이유는 갑작스런 격렬한 근력운동이나 VO_2max 70% 이상의 유산소성 운동은 아데닌 뉴클레오타이드(adenine nucleotide) 분해와 젖산 생성을 증가시키며 혈중 요산 농도와 옥시퓨린(oxypurines) 농도를 증가시켜 통풍 발작의 원인이 되기 때문입니다. 그래서 이 시기에는 중등도(moderate) 강도로 설정해서 점차 증가시켜 가는 것이 좋으며, 운동 시간이 과도하게 길거나 무산소성 역치(anaerobic thresold)를 넘어가는 강도가 높은 운동은 금물입니다. 장시간의 고강도 운동이 나쁜 또 다른 이유는 통풍 발생의 원인이 되는 면역기능을 저하시키기 때문입니다(Kaya 등, 2006).

탈수 또한 통풍 발작의 원인이 되기 때문에 운동할 때는 물론 평상시에도 탈수로 인해 혈중 요산 농도가 상승하지 않도록 물을 자주 많이 마시고, 운동시 과도하게 땀을 흘렸을 경우 요산 농도의 증가를 피하기 위해 충분한 수분을 섭취해야 재발률이 크게 낮아지게 됩니다(물 섭취가 1,920mL보다 많은 경우 재발률이 46% 감소). 특히, 사우나 목욕을 하거나 운동 후 사우나를 해서 일부러 땀을 빼는 것도 조심해야 합니다. 혈중 요산 농도와 옥시퓨린(oxypurines) 농도는 증가시키는 반면, 대소변을 통한 요산 배설량은 감소시켜 통풍 발작을 유발할 수 있기 때문입니다(Kakutani−Hatayama 등, 2015).

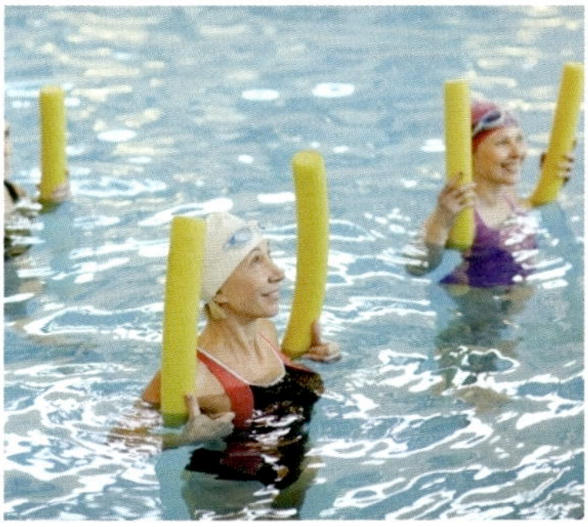

수중 운동

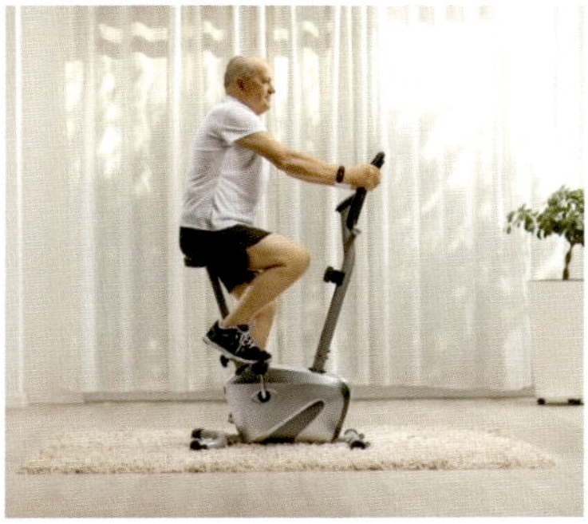

고정식 자전거 타기

권장 방법

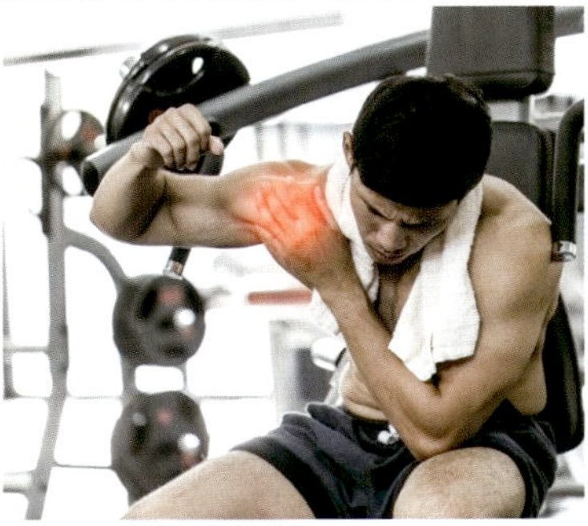

격렬한 웨이트운동

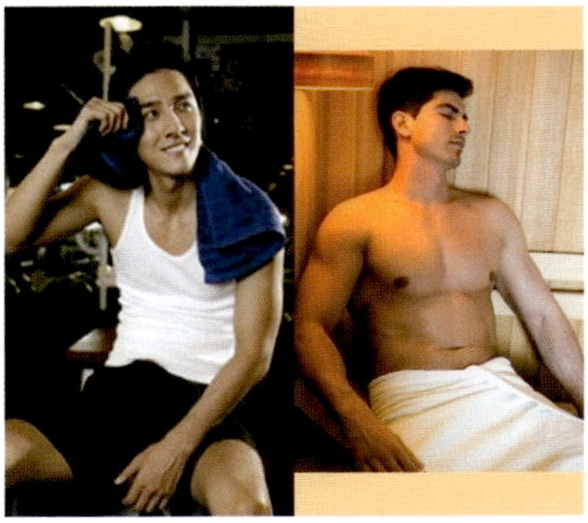

운동 후 사우나

금지 방법

그림 8-18 간헐기에 권장 방법과 금지 방법

4) 만성 통풍성 관절염의 시기(chronic gouty arthritis)

통풍이 만성화된 시기에는 조금 심하게 얘기하자면 '살기 위해서 운동을 해야 하는 시기'입니다. 만성 통풍이 되면 먼저 관절이나 조직에 결절이 생기면서 변형이 일어나고 관절기능과 근력이 소실됩니다. 처음에는 통풍 발작 시간이 짧고 그 횟수도 적지만 점차 발작 횟수가 거듭될수록 횟수나 기간도 길어지면서 만성 통풍이 되어갑니다. 자주 통풍 발작이 오면 동시에 관절, 연골, 뼈, 귀 및 피부조직에 요산 결정체가 침착되면서 통풍 결절(tophi)이 형성됩니다. 적절하게 요산을 조절하지 않으면 첫 통풍 발작부터 결절이 나타나기까지의 기간이 평균 10년 정도 되는 것으로 보고되고 있습니다(Bhole 등, 2010).

이 시기의 운동은 혈중 요산 수치를 조절하여 결절이 진행되는 것을 멈추고 합병증을 예방하는 것 외에도, 관절기능을 개선하고 통증을 완화시키면서 심폐능력과 근력을 향상시키는 데 목표를 두고 있습니다. 또한 통풍으로 인해 발생되는 우울, 불안, 상실감, 사회적 고립감 등을 운동을 통해 개선하여 삶의 질을 높이고자 하는 목적도 있습니다(이경옥 등, 2002; Prior 등, 2015). 그래서 반드시 약물 복용과 함께 루틴(routine)한 운동으로 꾸준한 관리가 필요합니다. 루틴한 운동은 준비운동, 본운동, 정리운동의 정해진 순서대로 하는 것을 말합니다. 준비운동 시에는 정적인 스트레칭에 많은 시간을 들여 정성껏 해야 체온이 상승하면서 근육을 비롯한 결합조직의 이완으로 유연성이 향상되어 본운동을 할 때 손상을 입지 않게 됩니다.

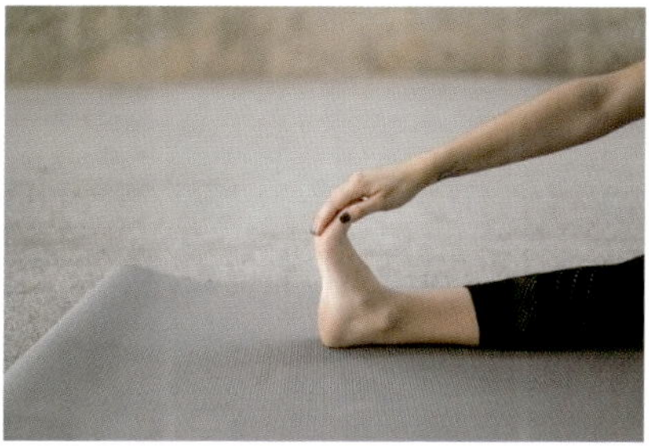

그림 8-19 정적 스트레칭

본운동은 미국 노인병의학회(American Geriatrics Society)의 만성 퇴행성 관절염 운동의 일반적인 원칙에 따라 관절통이 오래 지속되지 않는 범위 내에서 중등도(moderate)의 가벼운 유산소성 운동과 근력운동을 실시하면 됩니다. 유산소성 운동은 평지 걷기, 노르딕 걷기, 수중운동, 자전거타기 등으로, 근력운동은 등척성 운동과 탄력밴드나 소도구를 이용한 등장성 운동을 체력과 근력에 맞춰 시행하면 됩니다. 근력운동은 주 2~3회, 유산소성 운동은 주 3~5회를 추천하고 있습니다(AGSP, 2001; Roddy 등, 2005). 또는 요가, 필라테스, 태극권 등의 운동 종목을 직접 수행하는 것도 권장되고 있습니다(Song 등, 2003).

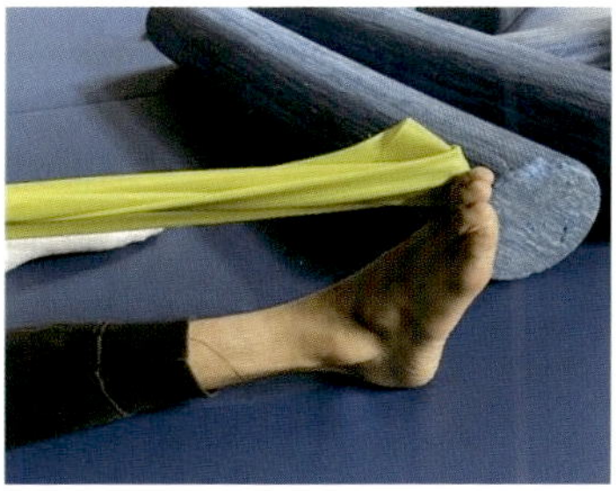

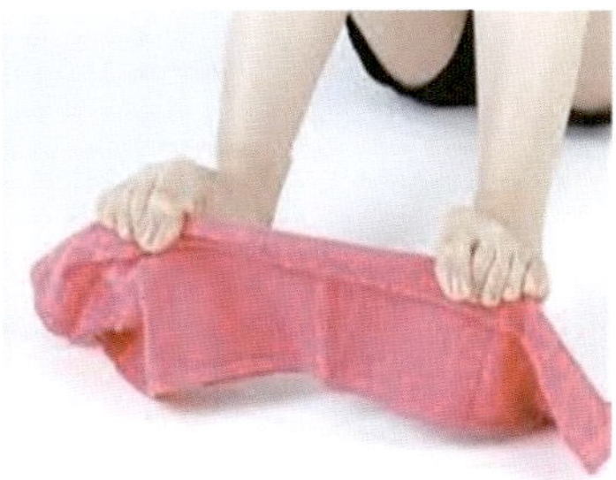

그림 8-20 밴드운동, 소도구 운동

원래 혈중 요산 수치가 요산의 용해계수(solubility factor)인 6.8mg/dL을 넘어가면 요산 결정체 침착이 유도되지만, 꾸준한 약물 복용과 규칙적인 운동을 통해 혈중 요산 농도가 지속적으로 6.0mg/dL 이하로 유지되면 결정체 용해가 시작되어 통풍 결절(tophi)의 크기를 줄일 수도 있을 뿐만 아니라 통풍의 심각한 합병증과 동반질환의 진행을 막을 수도 있게 됩니다(Perez−Ruiz 등, 2002). 그래서 통풍 환자에게 운동은 해도 되고 안 해도 되는 것이 아니라 밥 먹듯이 반드시 매일 매일 해야만 하는 일상이 되어야 합니다

참고문헌

- Bridget T. Burke et al. (2015). Physical Function, Hyperuricemia and Gout in Older Adults Enrolled in the Atherosclerosis Risk in Communities Cohort Study. Arthritis Care Res, 67(12):1730-1738.
- Yu KH et al. (2004). Limited knee joint range of motion due to invisible gouty tophi. Rheumatology, 43(2):191–4.
- Dalbeth N et al. (2007). Tophaceous joint disease strongly predicts hand function in patients with gout. Rheumatology, 46(12):1804–7.
- Kuo CF et al. (2011). Elevated risk of mortality among gout patients: a comparison with the national population in Taiwan. Joint Bone Spine, 78:577-580.
- Altera N et al. (1994). Effect of Weather Conditions on Acute Gouty Arthritis. Journal of Rheumatology, 23(1):22-24.
- Eggebeen A (2007). Gout: An Update. American Family Physician. 76(6):801-808.
- Loeb JN. (1972). The influence of temperature on the solubility of monosodium urate. Arthritis Rheum, 15:189–192.
- Sinan Kardeş (2019). Seasonal variation in the internet searches for gout: an ecological study. Clinical Rheumatology, 38:769-775.
- Hyo Jin Choi et al. (2020). Seasonal Variations and Associated Factors of Gout Attacks: a Prospective Multicenter Study in Korea. J Korean Med Sci, 35(20):e133.
- Lesnak, J.B & Sluka, K.A. & Law, L.F. (2020). Mechanism of exercise-

induced analgesia: what we can learn from physically active animals. Pain Reports, 5(5):e850.

- Sloan, R.P. et al. (2018). Aerobic exercise training and inducible inflammation: results of a randomized controlled trial in healthy, young adults. Journal of the American Heart Association, 7(17):e010201.
- Nichols J et al. (1951). Influence of muscular exercise on uric acid excretion in man. J Appl Physiol, 3:501-507.
- FOX IH, Marchant PJ (1976). Purine catabolism in man: Inhibition of 5'-phosphomonoesterase activities from placental microsomes. Can J Biochem, 54:1055-l060.
- John R. Sutton et al. (1980). Purine Metabolism During Strenuous Muscular Exercise in Man. Metabolism, 29(3):254-260.
- HJ Green et al. (1988). Differential effects of exercise intensity on serum uric acid concentration, Medicine and Science in Sports and Exercise, 20(1):55-9.
- Kaya M et al. (2006). Plasma concentrations and urinary excretion of purine bases (uric acid, hypoxanthine, and xanthine) and oxypurinol after rigorous exercise. Metabolism, 55(1):103-7.
- Hellsten-Westing Y et al. (1993). The effect of high-intensity training on purine metabolism in man. Acta Physiol Scand., 149(4):405-12.
- Yuan S et al. (2018). Antacids' side effect hyperuricaemia could be alleviated by long-term aerobic exercise via accelerating ATP turnover rate. Biomed Pharmacother, 99:18-24.
- Stathis CG et al. (2005). The influence of allopurinol on urinary purine loss after repeated sprint exercise in man. Metabolism, 54(10):1269-

75.
- Victor Konshin (2010). Beating Gout. Ayerware Publishing.
- J. Larry Durstine et al. (2004). ACSM'S Exercise Management for Persons with Chronic Diseases and Disabilities. Human Kinetics.
- Lakka H. M. et al. (2002). The metabolic syndrome and total cardiovascular disease mortality in middle-aged men. Journal of American Medicine Association, 288:2709-2716.
- O'Donovan, G., Kearney, E. M., Nevill, A. M., Woolf-May, K., & Bird, S. R. (2005). The effects 24 weeks of moderate- or high-intensity exercise on insulin resistance. European Journal Applied Physiology, 118:346-354.
- Pedersen, B. K. (2006). The anti-inflammatory effect of exercise: its role in diabetes and cardiovascular disease control. The Biochemical Society, 42:105-117.
- Jurca, R. Lamonte, M. J., Barlow, C. E., Kampert, J. B., Church, T. S., & Blair, S. N. (2005). Association of muscular strength with incidence of metabolic syndrome in men. Medicine Science Sports Exercise, 37(11):1849-1855.
- Janssen, I., Hudson, R., Fortier, A., & Ross, R. (2002). Effects of an energy-resistance diet with or without exercise on abdominal fat, intermuscular fat and, metabolic risk factor in obese women. Diabetes Care, 25:431-438.
- Cuff, D. J., Meneilly, G. S., Martin, A., Ignaszewski, A., Tildesley, H. D., & Frohlich, J. J. (2003). Effective exercise modality to reduce insulin resistance in women with type 2 diabetes. Diabetes Care, 26:2977-2982.

- Shulman, G. I. (2000). Cellular mechanism of insulin resistance. Journal of Clinical Investigation, 106(2):171-176.
- Felber, J. P., Acheson, K. J., & Tappy, L. (1993). From Obesity to Diabetes. Chichester. John Wiley.
- Kelly, D. E., Mintun, M. A., Watkins, S. C., Simoneau, J. A., Jadali, F., Fredrickson, A., Beattie, J., & Theriault, R. (1996). The effect of non-insulin-dependent diabetes mellitus and obesity on glucose transporter and phosphorylation in skeletal muscle. Journal of Clinical Investigation, 97:2705-2713.
- Katzmarzyk, P. T., Leon, A. S., Wilmore, J. H., Skinner, J. S., Rao, D. C., Rankinen, T., & Bouchard, C. (2003). Targeting the metabolic syndrome with exercise: evidence from the HERITAGE Family Study. Medicine and Science in Sports and Exercise, 35:1703-1709.
- Derave, W., Mertens, A., Muls, E., Pardaens, K., & Hespel, P. (2007). Effects of postabsorptive and postprandial exercise on glucoregulation in metabolic syndrome. Obesity, 15(3):704-711.
- Gonzalez, J. T., Veasey, R. C., Rumbold, P. L., & Stevenson, E. J. (2013). Breakfast and exercise contingently affect postprandial metabolism and energy balance in physically active males. Br J Nutr, 110(4):721-732.
- Shimada, K., Yamamoto, Y., Iwayama, K., Nakamura, K., Yamaguchi, S., Hibi, M., Nabekura, Y., & Tokuyama, K. (2013). Effects of post-absorptive and postprandial exercise on 24 h fat oxidation. Metabolism, 62(6):793-800.
- Van Proeyen, K., Szlufcik, K., Nielens, H., Pelgrim, K., Deldicque, L., Hesselink, M., Van Veldhoven, P. P., & Hespel, P. (2010). Training

in the fasted state improves glucose tolerance during fat-rich diet. J Physiol, 588(Pt21):4289-430.
- Balsom, P. D., Gaitanos, G. C., Söderlund, K., & Ekblom, B. (1999). High-intensity exercise and muscle glycogen availability in humans. Acta Physiol Scand, 165(4):337-345.
- Purnell JQ, Kahn SE, Samuels MH, Brandon D, Loriaux DL, Brunzell JD. (2009). Enhanced cortisol production rates, free cortisol, and 11beta-HSD-1 expression correlate with visceral fat and insulin resistance in men: effect of weight loss. Am J Physiol Endocrinol Metab, 296(2):E351-357.
- 신윤아, 최명동, 김일영. (2016). 비만인의 체중감량을 위한 운동중재 방법에 대한 고찰. 운동과학, 25(4):219-229.
- Stunkard, A. J. (1980). Obesity. W.B. Saunders Company.
- Skyes K, Choo L, & Cotterrell M. (2004). Accumulating aerobic exercise for effective weight control. J. R. Soc., 124(4):24-28.
- 홍지영, 옥정석 (2009). 분할운동이 중년비만여성의 체력, 비만관련 변인, 운동욕구 및 탈락률에 미치는 영향. 운동과학, 18(3):339-348.
- American College of Sports Medicine (2013). ACSM's Guidelines for Exercise Testing and Prescription. Lippincott Williams and Wilkins: Philadelphia, PA.
- Trapp, E. G., Chisholm, D. J., & Boutcher, S. H. (2007). Metabolic response of trained and untrained women during high-intensity intermittent cycle exercise. American Journal of Physiology-Regulatory, Integrative and Comparative Physiology, 293(6):2370-2375.

- Bilski, J., Teległów, A., Zahradnik-Bilska, J., Dembiński, A., & Warzecha, Z. (2009). Effects of exercise on appetite and food intake regulation. Medicina Sportiva, 13(2):82-94.
- Trapp, E. G., Chisholm, D. J., Freund, J., & Boutcher, S. H.(2008). The effects of high-intensity intermittent exercise training on fat loss and fasting insulin levels of young women. International Journal of Obesity, 32(4):684-691.
- Pattyn, N., Coeckelberghs, E., Buys, R., Cornelissen, V. A., & Vanhees, L.(2014). Aerobic interval training vs. moderate continuous training in coronary artery disease patients: a systematic review and meta-analysis. Sports Medicine, 44(5):687-700.
- 김범준, 박원범, 이만균. (2022). 10주간의 타바타운동이 비만 여성의 신체구성, 체력 및 생활습관병 지표에 미치는 영향. 한국체육학회지, 61(2):65-78.
- Lori A. Bateman et al. (2011). Comparison of Aerobic Versus Resistance Exercise Training Effects on Metabolic Syndrome (from the Studies of a TargetedRisk Reduction Intervention Through Defined Exercise –STRRIDE-AT/RT). Am J Cardiol, 108:838–844.
- Eric T. Poehlman et al. (2002). Effects of Endurance and Resistance Training on Total Daily Energy Expenditure in Young Women: A Controlled Randomized Trial. The Journal of Clinical Endocrinology & Metabolism, 87(3):1004–1009.
- 박정민 등 (2017). 복합운동이 비만 남성의 신체구성과 등속성 근기능 및 신경전도속도에 미치는 영향. 68:561-569.
- 김형돈 등 (2011). 비만 중년여성들의 복합운동 프로그램이 비만관련 인자에 미치는 영향. 45(2):811-820.

- Kotz C.M. & Levine, J.A. (2005). Role of nonexercise activity theromgenesis(NEAT) in obesity. Minnesota Medicine, 88(9):54-57.
- Levine, J.A., Schleusner, S.J., & Jensen, M.D. (2000). Energy expenditure of nonexercise activity. The American Journal Clinical Nutrition, 72:1451-1454.
- 강승애 (2012). 비운동성 활동 열생성이 비만 노인여성의 비만지표와 대사증후군 위험요인에 미치는 영향. 한국여성체육학회지, 26(1):133-143.
- 지용석 등 (2001). 규칙적인 운동이 제 2 형 당뇨병 노인여성의 혈당, 혈중지질 수준 및 체성분에 미치는 영향. 한국체육학회지, 40(2):733-747.
- RD Reid et al. (2010). Effects of aerobic exercise, resistance exercise or both, on patient-reported health status and well-being in type 2 diabetes mellitus: a randomised trial. Diabetologia, 53:632–640.
- ACSM (2016). ACSM'S Exercise Management for Persons with Chronic Diseases and Disabilities. (4th Ed). Human Kinetics.
- Lewington S. et al. (2002). Prospective Studies Collaboration. Age-specific relevance of usual blood pressure to vascular mortality: a meta-analysis of individual data for one million adults in 61 prospective studies. Lancet, 360(9349):1903–13.
- Linda S. Pescatello et al. (2015). Exercise for Hypertension: A Prescription Update Integrating Existing Recommendations with Emerging Research. Curr Hypertens Rep, 17:87-96.
- Alana Ludemila de Freitas Tavares et al. (2021). The Use of Cryotherapy in the Gout Pain Control: A Systematic Review. J Musculoskelet Sci Technol, 5(1):1-5.

- Tavares, Alana Ludemila de Freitas et al. (2022). Analysis of Wistar Rats Submitted to a Gout Model, Treated with Double Cryotherapy Protocol. Therapeutic Hypothermia and Temperature Management, 12(1):30-37.
- Yamanaka H et al. (1992). Accelerated purine nucleotide degradation by anaerobic but not by aerobic ergometer muscle exercise. Metabolism, 41:364-369.
- Campion, M. (1998). Hydrotherapy principles and practice. In Rheumatic Diseases(L.M.Tinsley, eds), Oxford:Butterworth-Heinemann, pp.3-13.
- Kaya M et al. (2006). Plasma concentrations and urinary excretion of purine bases (uric acid, hypoxanthine, and xanthine) and oxypurinol after rigorous exercise. Metabolism, 55:103-107.
- Miki Kakutani-Hatayama et al. (2015). Nonpharmacological Management of Gout and Hyperuricemia: Hints for Better Lifestyle. American Journal of Lifestyle Medicine, 11(4):321-329.
- Bhole V. et al. (2010). Epidemiology of gout in women: Fifty-two-year followup of a prospective cohort. Arthritis Rheum. 62(4):1069-76.
- JA Prior et al. (2015). Gout, anxiety, and depression in primary care: a matched retrospective cohort study. Scandinavian Journal of Rheumatology, 44(3):257-258.
- 이경옥 등 (2002). 퇴행성관절염 여성노인의 수중운동이 통증 감소와 우울에 미치는 영향. 대한스포츠융합학회지, 6(1):105-118.
- Roddy, E., Zhang, W., & Doherty, M. (2005). Aerobic walking or strengthening exercise for osteoarthritis of the knee. A systematic review. Annals of the Rhenmatic Diseases, 64:544-548.
- A. G. S. P. (2001). Exercise prescription for older adults with osteoarthritis

pain: consensus practice recommendations. A supplement to the AGS Clinical Practice Guidelines on the management of chronic pain in older adults. Journal of the American Geriatrics Society, 49(6):808-823.

- Song, Rhayun et al. (2003). Effects of Tai Chi Exercise on Pain, Balance, Muscle Strength, and Perceived Difficulties in Physical Functioning in Older Women with Osteoarthritis: A Randomized Clinical Trial. Journal of Rheumatology, 30(9):2039-2044.